SUR UNE NOUVELLE

MÉTHODE BALNÉOTHÉRAPIQUE

RÉFRIGÉRANTE

SPÉCIALEMENT EMPLOYÉE DANS LE

TRAITEMENT DE LA FIÈVRE TYPHOIDE

PAR

WINSLOW-WARNER SKINNER

Docteur en médecine de la Faculté de Paris,
Ancien interne à l'hôpital de Saint-Denis (Seine),
Ancien externe des hôpitaux de Paris.

PARIS

O. BERTHIER, LIBRAIRE-ÉDITEUR

104, BOULEVARD SAINT-GERMAIN, 104,

1885

MÉTHODE BALNÉOTHÉRAPIQUE

RÉFRIGÉRANTE

SPÉCIALEMENT EMPLOYÉE DANS LE

TRAITEMENT DE LA FIÈVRE TYPHOIDE

PAR

WINSLOW-WARNER SKINNER

Docteur en médecine de la Faculté de Paris,
Ancien interne à l'hôpital de Saint-Denis (Seine),
Ancien externe des hôpitaux de Paris.

PARIS

O. BERTHIER, LIBRAIRE-ÉDITEUR

104, BOULEVARD SAINT-GERMAIN, 104,

1885

A MON PÈRE, LE DOCTEUR A.-G. SKINNER

A MA FAMILLE

A MON PRÉSIDENT DE THÈSE

M. LE PROFESSEUR CH. BOUCHARD
Professeur de pathologie générale à la Faculté de médecine de Paris,
Médecin de l'hôpital Lariboisière,
Chevalier de la Légion d'honneur.

SUR UNE

NOUVELLE MÉTHODE BALNÉOTHÉRAPIQUE

RÉFRIGÉRANTE

SPÉCIALEMENT EMPLOYÉE DANS LE

TRAITEMENT DE LA FIÈVRE TYPHOIDE

———

AVANT-PROPOS.

Malgré tout ce qui a été dit et écrit sur le traitement de la fièvre typhoïde par les bains réfrigérants, nous croyons pouvoir exposer avec fruit une nouvelle méthode balnéaire qui a donné de beaux résultats. Cette méthode est celle que notre très honoré maître, M. le professeur Bouchard, a employée dans son service à l'hôpital Lariboisière, depuis déjà plus d'un an. C'est dans ce service, en 1884, pendant que nous avions l'honneur d'y passer une année d'externat, que les grands avantages et le peu d'inconvénients de cette méthode se sont présentés à notre considération.

Elle diffère à plusieurs points de vue de toutes les autres méthodes de traitement qui comprennent l'emploi
de l'eau à l'extérieur dans le but d'abaisser la température du fébricitant.

Quoique le bain spécial dont nous nous occupons soit
un bain tiède, nous avons étendu nos recherches historiques à toutes les méthodes balnéaires réfrigérantes,
que la température de l'eau employée soit tiède, fraîche
ou froide.

Il y a des méthodes hydriatiques dans lesquelles l'eau
employée pour un bain est d'abord tiède, et à la fin,
froide. Nous avons décrit ces méthodes sous le titre de
bains mixtes. Un coup d'œil jeté sur l'historique que nous
avons très soigneusement fait justifiera, nous osons
l'espérer, cette création d'une espèce distincte.

Quant à ce qu'il faut comprendre par l'expression *bain
tiède*, nous sommes d'avis qu'on doit considérer comme
tièdes les bains dont la température varie entre celle du
sang chez l'homme sain, soit 37°,4, et la température de
30° C.

Quelques médecins vont plus loin et appellent tiède
une température de 28° ou même 25°, mais nous sommes
d'accord avec le plus grand nombre d'observateurs qui
sont unanimes pour regarder comme *fraîches* ces tempéra-
tures relativement basses.

Il nous reste à accomplir un devoir à la fois obligé et
agréable ; c'est d'exprimer à M. le professeur Bouchard,
avec l'empressement que mérite la grande bienveillance
qu'il a eue pour nous, tous nos remercîments et toute

notre reconnaissance. Il nous a permis de consulter les nombreuses observations qu'il possède sur les cas de fièvre typhoïde soumis à ce traitement et qui forment la base de notre modeste travail, et il a daigné nous aider par ses savants conseils. Qu'il veuille accepter cet humble témoignage de notre gratitude.

CHAPITRE PREMIER.

Historique.

Comme il a été dit à l'avant-propos, notre intention est de traiter exclusivement de l'emploi des bains tièdes dans la fièvre typhoïde, et spécialement d'une méthode balnéaire réfrigérante particulière imaginée et pratiquée par le professeur Bouchard. Mais dans nos recherches historiques relatives aux bains tièdes, nous avons rencontré presque à chaque page des données au sujet des bains froids employés dans les pyrexies.

Qu'on nous permette donc, avant d'entrer dans notre sujet proprement dit, d'exposer très sommairement l'histoire de l'emploi des bains froids pendant vingt-trois siècles.

RÉSUMÉ HISTORIQUE DES BAINS FROIDS (1).

Puisqu'il paraît être de règle de citer le nom d'Hippocrate au commencement de tout chapitre d'historique, nous ne romprons pas avec cet usage consacré et nous

(1) C'est à Jürgensen (*a*) que nous empruntons en grande partie les éléments de cette historique en ce qui concerne les bains froids. Les méthodes qui ont été créées pendant les der-

ferons remarquer que le père de la médecine a employé les bains froids dans la pneumonie (1).

Galien (2) les a donnés dans la phthisie et, selon Floyer, dans les fièvres putrides. Currie ajoute qu'il employait les bains froids dans les fièvres brûlantes avec un succès extraordinaire.

Aétius, au viᵉ siècle, se servait d'affusions froides dans les fièvres.

Au moyen âge et jusque vers la fin du xviiᵉ siècle, on craignait l'usage de l'eau froide dans les fièvres. Boerhaave et son école sont largement responsables pour l'existence et la persistance de cette crainte que partageaient les médecins de l'époque aussi bien que leurs clients. Dans la dernière moitié du xviiᵉ siècle, Sydenham s'éleva, mais presque inutilement, contre cette manière de voir.

Floyer (3) (1640-1714), selon Jürgensen, a fait époque dans l'emploi des bains froids. Il a éprouvé lui-même les propriétés salutaires de ces bains pour lesquels il a fait grand usage du thermomètre (4).

nières dix-sept années sont bien exposées par Liebermeister (b) dans un chapitre fait récemment à ce sujet.

(a). Klinische Studien uber die behandlung des Abdominal Typhus mittelst des Kalten Wassers. Leipzig, 1866.

(b). Von Ziemssen. Handbuch fur Allgemeine Therapie. Leipzig, 1880, vol. I, 2ᵉ partie, p. 0 et suivantes.

(1) Hippocrate. De ratione victus in morbis acutis, cité par Jürgensen.

(2) De methodo medendi.

(3) Inquiry into the right use of the hot, cold, and temperate Bath. Londres, 1697.

(4) Hancock, qui n'était pas médecin, quoique ayant fait des

Siegmund Hahn (1662-1742), en Sweidnitz, a fait grand usage des bains froids. Cette pratique a été continuée par ses fils Gottfried et Johan Siegmund Hahn.

Vers le milieu du xviii' siècle, Raynard, de Londres, et Fischer, en Allemagne, ont employé l'eau froide à l'extérieur dans les fièvres.

En Angleterre, le pays de Floyer, cent ans après la publication de l'ouvrage de cet auteur, a paru un traité sur les effets de l'eau froide et chaude qui, à juste titre, est resté célèbre. James Currie (1), de Liverpool, un observateur exact et un partisan convaincu de l'emploi de l'eau froide dans les pyrexies, l'a employée surtout sous forme d'affusions. Il a parlé cependant de bains froids et il désigne sous ce nom ceux dont la température est inférieure à 24°, C. Les bains frais sont pour lui ceux qui ont une température entre 24° et 30°; enfin les bains tièdes ont une température entre 30° et 36°. On voit que les termes *froid*, *frais* et *tiède* avaient alors à peu près la même signification qu'ils ont aujourd'hui.

études de médecine pendant sept ans, mais qui a fini par se faire curé de l'église anglicane, a écrit un livre ayant pour titre : *Febrifugum Magnum* (Londres, 1722), qui lui a fait une grande réputation et qui a été cité dans plusieurs ouvrages traitant de l'emploi thérapeutique de l'eau froide. De même, Smith (*Missionis Sancti*) a écrit un opuscule intitulé : *Traité des vertus médicinales de l'eau commune* (trad. Paris, 1725) qui a eu un certain succès. Mais ces deux auteurs se sont occupés exclusivement de l'eau prise en boisson.

(1) Medical Reports on the Effects of Water, cold and Warm. 1708.

Le livre de Currie contient plusieurs observations empruntées à son ami et confrère, le Dr Wright, qui décrit les effets presque merveilleux des affusions froides administrées à bord d'un vaisseau aux passagers et à ceux de l'équipage qui furent atteints de fièvres malignes pendant la traversée de l'Atlantique.

Il relate que plusieurs fois, quand les matelots présentaient du délire dens le cours de leur fièvre, ils se sont jetés à l'eau et la fièvre disparaissait comme par enchantement. Un jour, un de ces fiévreux en délire s'est jeté dans l'eau alors qu'un grand crocodile était à proximité. Revenu presque instantanément de son délire par cette sorte d'immersion froide, le matelot s'est aperçu du danger imminent qui le menaçait et a réussi à temps à se faire prendre à bord du vaisseau.

Currie n'était pas ennemi de l'expérimentation comme le prouve le fait suivant : il fait prendre un bain à 7° C. (!) à un homme sain et remarque que sa température axillaire tombe à 32°,3 C. Immédiatement il lui fait prendre un bain à 36,4 et constate que la température *baisse encore* de 2° au moment de l'immersion dans le bain tiède ; tout récemment Frinkler et Pletzer (1) ont de nouveau annoncé cet effet singulier de l'eau tiède succédant à l'eau froide. Leurs expériences ont été faites sur des animaux inférieurs.

Nous verrons plus loin quel usage notre auteur a fait des bains tièdes.

(1) Zur Kentniss der Warmregulation. Berl. Klin. Woch., n. 5, p. 77, 7 fév. 1884.

Au commencement du xix° siècle, Giannini (1), un médecin de l'hôpital de Milan, a fait grand usage d'immersions froides dans les fièvres intermittentes. Il donna ces immersions au degré ou l'eau se trouvait au moment de sa sortie du puits en hiver comme en été. « Le malade restait le temps nécessaire (?) assis dans le bain. »

Cette pratique hydriatique va en augmentant. Ernest Horn, de Berlin (1814), et A. Fröhlich, de Vienne (1821), ont continué à employer les bains froids sur une grande échelle.

Vers cette époque a commencé la pratique empirique du paysan célèbre du village de Graefenburg en Silésie. Vincent Priessnitz (1799-1851) a employé l'eau froide par tous ses modes d'administration et dans presque toutes les maladies qu'il avait à traiter.

En ce qui regarde les bains, il ne donne guère que des bains froids à la température de 4° à 18° R. Ses bains partiels duraient de une heure à trois heures. Il ne prit pas d'observations de ses malades, ne se soucia pas de la température de l'eau employée, et ne fit pas usage du thermomètre, baignant ses malades dans l'eau fraichement tirée des sources en hiver comme en été.

Mais il faut croire qu'on a fait abus de ce moyen thérapeutique et que l'usage des bains était devenu tellement excessif que plusieurs praticiens se sont élevés contre cette immodération dans la pratique, car d'après Liebermeister (2), Mauthner écrit en 1836 : « A présent,

(1) De la Nature des Fièvres, trad. Heurteloup. Paris, 1808.
(2) V. Ziemssen. Handbuch déjà cité, p. 12.

corps et âme sont inondés; l'eau est devenue un remède (*arznei*) universel; tout se lave, se baigne, la moitié de la littérature nage dans l'eau. »

En France, on hésitait encore à user de la méthode réfrigérante et nous voyons l'Académie déclarer, en 1842, que cette méthode était dangereuse et qu'elle était appuyée sur une expérience insuffisante (1).

Chomel a administré des bains froids aux malades atteints de pneumonie. Graves, Trousseau, Traube ont également employé les bains froids.

L'an 1861 marque le commencement d'une nouvelle ère dans l'histoire des bains froids, *Brand* (2), de Stettin, publia alors la description de sa méthode, devenue maintenant classique, et les bons résultats constants qu'il en a obtenus.

Les bains froids doivent, d'après Brand, être administrés de la manière suivante; une grande baignoire est placée parallèlement au lit malade, à un mètre de distance, et remplie d'eau dont la température peut varier de 10° à 20° C. environ, suivant certaines indications. Le malade y est porté et doit y être assis de manière que les épaules soient au-dessous du niveau de l'eau. Le bain doit avoir une durée de 10 minutes, quelquefois moins, par exception. Au début, au milieu et à la fin du séjour du malade dans l'eau, on fait doucement et lentement une affusion sur la tête avec deux litres d'eau glacée. On doit pratiquer en outre quelques frictions sur le corps. Après

(1) Lyon méd., 1883, t. XLIII, p. 172.
(2) Hydrothérapie des Typhus. Stettin, 1861.

l'affusion froide, après que le malade a bu une petite quantité d'eau froide, il est remis au lit, le corps à peine essuyé, couvert seulement de sa chemise, les pieds enveloppés de couvertures et réchauffés au besoin.

Les premiers résultats obtenus par Brand furent très heureux. Il annonça 170 cas de guérison sur 170 cas de fièvre typhoïde traités par les bains froids. A l'heure actuelle, la méthode de Brand a fait ses preuves dans tous les pays et, d'après une statistique récente dressée par Coupland (1), médecin du Middlesex Hospital, à Londres, le nombre des cas de fièvre typhoïde soumis à ce traitement dépasse déjà 8,000, avec une mortalité moyenne de 7,4 pour 100.

La ville de Lyon a été le grand centre français de l'emploi de la méthode de Brand. C'est là que Glénard, l'élève enthousiaste du médecin de Stettin, a employé les bains froids en très grand nombre dans les hôpitaux et a obtenu des résultats des plus favorables. Aubert, Laure, Français, et d'autres, y ont largement contri-bué à l'extension de cette pratique.

En 1866 ont paru plusieurs monographies sur le traitement de la fièvre typhoïde par l'eau froide sous forme de bains. Jürgensen (2), de Kiel, Bartels, et surtout von Ziemssen (3), alors à Erlangen, sont les noms impor-

---

(1) The Lancet, 23 février 1884, p. 334 (voir le tableau de statistique à la fin de l'historique).

(2) Ouvrage cité au commencement de l'historique.

(3) Die Zweckmassigste Methode des Kaltwasser behandlung des Typhus. Centralblatt f. d. med. Wiss., 1866, n. 41, et Die

tants de cette année. La méthode de von Ziemssen diffère un peu de celle de Brand ; nous la retrouverons décrite parmi les *bains mixtes*.

Deux ans plus tard, pendant qu'il était à Bâle, Liebermeister (1) a fait connaitre sa méthode balnéaire réfrigérante, dont voici la description très en raccourci : dans la fièvre typhoïde, aussitôt que la température du malade atteint 39° C., il le fait plonger dans un bain à 22° qu'il fait graduellement refroidir ensuite jusqu'à 16°. Le malade y reste aussi longtemps qu'il lui est agréable, de 10 à 20 minutes en moyenne. Le nombre de bains donnés par jour est variable, mais il a fait baigner ses malades 12 fois et même davantage dans les vingt-quatres heures. Le chiffre moyen des bains donnés à un même malade est 60, mais ce chiffre atteint quelquefois 200. L'abaissement est d'un degré à peine, mais l'auteur compte sur la rémission secondaire.

Voilà les trois grandes méthodes de réfrigération auxquelles sont attachés le nom de Brand, de von Ziemssen, et de Liebermeister et qui ont pris naissance toutes les trois dans le court espace de huit ans. Il y a bien d'autres médecins, c'est vrai, qui ont refroidi leurs typhiques d'une façon à peu près méthodique, mais dont la méthode n'est qu'une variation de celles que nous avons décrites ou que nous décrirons plus loin.

Kaltwasser Behandlung des Typhus abdominalis. V.Ziemssen et Immermann. Leipzig., 1870.

(1) Berichte uber die Resultate der Behandlung des abdominal Typhus. Arch. f. Klinishe med., 1868, et Antipyretische Behandlung. Bayr. Aerztl. Intelligenz Blatt., 1878.

En 1876, Maurice Raynaud (1), publia des leçons cli-
niques au sujet de la réfrigération par l'eau dans les pyrexies. Après avoir fait connaître ses impressions sur la
méthode de Brand, qu'il a essayée dans bien des cas, il
décrit les modifications qu'il a apportées à cette méthode. Nous lui laissons la parole : « Une température
de 22 à 23° me suffit presque toujours pour obtenir un
abaissement suffisant ; mais au lieu de plonger immédiatement le malade dans une eau dont la température
est relativement basse, je commence souvent par tâter
sa susceptibilité en le mettant d'abord dans un bain de
26 à 27°, puis enfin de 22 à 23°, et j'augmente ou diminue la température suivant l'effet obtenu. »

Quelquefois il refroidissait progressivement le bain
en versant de l'eau froide sur la tête du malade. La durée en a été d'un quart d'heure pour les bains froids et
d'une demi-heure pour les tièdes. Il fit prendre 6 bains
pendant les vingt-quatre heures, 4 pendant le jour et 2
pendant la nuit.

Quant à l'heure des bains, il ordonna de préférence
un bain à 6 heures du matin, avant le commencement de
l'ascension, et un vers minuit, pour hâter et augmenter
la chute vers le minimum. Il fit cesser les bains aussitôt
que possible, soit le cinquième, sixième ou huitième
jour.

Nous croyons devoir arrêter ici l'historique des bains
froids proprement dits, car depuis neuf ans, quoique l'u-
sage de ces bains n'ait fait qu'augmenter dans la plupart

(1) Bull. de thérapeutique, t. XCI, p. 407.

des pays, il n'est survenu rien de nouveau pendant ce temps qui mérite d'être signalé (1).

Passons maintenant à l'histoire plus courte et peut-être moins intéressante de l'emploi des bains chauds ou tièdes progressivement convertis en bains frais ou froids, ou, comme nous les appellerons, les *bains mixtes*.

RÉSUMÉ HISTORIQUE DES BAINS MIXTES.

Méthode de von Ziemssen. — C'est celle-ci la plus importante de toute cette catégorie, et qui a servi de modèle à beaucoup de praticiens voulant apporter des modifications à la méthode de Brand.

Elle est connue, avons-nous dit, depuis 1866, et elle a été pratiquée à Erlangen comme traitement de la fièvre typhoïde. En voici, en quelques mots, la description : La température initiale du bain est de 5 à 6° au-dessous de la T. R. du malade; si, par exemple, le malade est à 41°, le bain sera à 35°. Pendant la durée du bain, deux

(1) Heurteloup, dans sa traduction du livre de Giannini, sur *la Nature des Fièvres* (Paris 1808, page 90 et suivantes), donne un bon historique de l'emploi des bains froids dans les maladies en général. Jürgensen (loc. cit.) jusqu'en 1866 et Lieber-minster (Handbuch de von Ziemssen) en 1883, tracent les grandes lignes de cet historique, qui se lit en français dans la communication de Liebermann *sur la valeur des bains froids dans le traitement de la fièvre typhoïde*, lue à la Société médicale des hôpitaux (*Union médicale*, 1875, t. XVIII, p. 285), et dans la thèse de Fombarlet (Th. de Paris, 1879).

aides frictionnent légèrement la peau des fesses et des extrémités avec la main nue. On abaisse progressivement la température du bain en laissant couler de l'eau froide, de sorte qu'au bout de 10 minutes ou d'un quart d'heure la température soit tombée à 20°. Le malade reste de vingt à trente minutes au bain, puis il est transporté dans un lit chaud et bien couvert.

Une heure après le bain, la T. R. est souvent diminuée de 1°,4. Aussitôt que la température du malade atteint 39°,5, un nouveau bain est administré. Dans les premiers jours le nombre de bains pris dans les vingt-quatre heures est de 4 à 5, les jours suivants de 2 à 3.

L'auteur conseille de donner les bains aux heures suivantes : Dans les premiers quinze jours de la fièvre typhoïde il faut donner le bain à 6 heures et à 10 heures du matin, à 1 heure et à 6 heures du soir. Dans les cas graves, il faut en donner en outre à 9 heures du soir et à 1 heure du matin quand l'agitation augmente vers minuit. Dès la troisième ou quatrième septenaire, suivant la gravité des cas, on pourra supprimer les bains de la nuit et du matin, et enfin ceux de l'après-midi. Les heures qu'il indique sont calculées pour correspondre au moment dé la défervescence normale de la fièvre et pour produire ainsi le maximum d'effet utile.

Les effets signalés par l'auteur sont les suivants : 1° changement des conditions de la fièvre et abrègement de son cours ; 2° soustraction de chaleur très énergique; 3° les malades supportent mieux le refroidissement graduel ; 4° les parents du malade tolèrent beaucoup mieux l'emploi du bain tiède que la douche froide, le drap mouillé, etc. Cette méthode est spécialement indiquée dans la pratique privée.

Fox (1) (1871), en Angleterre, baignait ses rhumatisants pendant vingt-cinq minutes, en commençant le bain à 32° pour le terminer quelquefois à 24°, abaissement de la T. R. 2°,3. D'autres fois, la temperature initiale du bain a été 37°,7, la terminale, 25° ; durée cinquante minutes ; effet, chute de 1°,4 dans le bain qui s'est augmentée jusqu'à 2°,2, cinquante minutes après la sortie du bain.

Collie (1872) (2), au Homerton Fever Hospital, à Londres, a fait prendre des bains à la température initiale de 32°, qu'il a fait baisser, en vingt minutes, a 15°. Il a traité ainsi 91 cas de fièvre typhoïde.

Bradbury (3), la même année, en parlant d'une malade atteinte de fièvre typhoïde et traitée par les bains tièdes progressivement refroidis, s'exprime ainsi : « Le changement produit par les bains sur la malade était très remarquable ; son intelligence devint beaucoup plus nette pendant qu'elle était dans le bain, et elle dormait après la sortie du bain. La fréquence du pouls fut ainsi considérablement réduite. Jugeant de ce cas présent, je suis d'avis qu'il vaut mieux commencer le bain à une température d'à peu près 7° inférieure à celle du malade et de

(1) Treatment of Hyperpyrexia as illustrated in acute articular Rhumatism by means of external Application of Cold. Lancet, 19 août 1871, p. 253 et suiv.

(2) Lancet, 21 sept. 1872, p. 410.

(3) Brit. med. Journ., 1872, p. 655.

refroidir graduellement l'eau jusqu'à 20°, comme le fait von Ziemssen. »

Aux Etats-Unis, Edes (1), de Boston, était un des premiers à suivre le mouvement européen tendant vers le traitement réfrigérant de la fièvre typhoïde. Il a employé des bains à température initiale de 37°,7 C. (100° F) abaissés graduellement à 21° ou 26°.

Pendant le bain les membres du malade sont légèrement frictionnés. S'il survient un frisson intense, le malade est retiré du bain, et on lui met des briques chaudes aux pieds, si le pouls devient petit, on lui donne un verre de vin.

En 1880, Ord (2), a décrit sa méthode balnéaire réfrigérante qui diffère peu en principe de celles précédemment indiquées. La température initiale de ses bains est de 35° ; il l'abaisse graduellement pendant vingt minutes jusqu'à 24°. Quatre ou cinq heures plus tard, il en fait prendre un autre. Il a observé des chutes de 2°,8, 2°,9, et dans le troisième septénaire de 3°,3 et de 4°,4.

La méthode de von Ziemssen est la seule de cette série dont nous avons une statistique des cas soumis à ce traitement. Nous la donnerons à la fin de cet historique avec celles des autres méthodes.

RÉSUMÉ HISTORIQUE DES BAINS TIÈDES PROPREMENT DITS.

Faire une étude historique complète sur l'emploi des bains tièdes, en général, est chose très difficile, et sort,

(1) Boston Med. et Surg. Journ., 1875, t. XCIII, p. 04.
(2) Brit. Med. Journ., 1880, vol. II, p. 802.

du reste, des limites que nous nous sommes assignées dans nos recherches bibliographiques. Mais faire un court aperçu de l'emploi de ces bains contre l'hyperpyrexie, nous paraît plus pratique et absolument en rapport avec notre sujet (1).

Division. — On peut diviser les bains tièdes fébrifuges en deux ordres : 1°, le premier comprend ceux dont la température reste *constante*, ou à peu près, pendant toute la durée du bain ; 2°, bains dont la température est graduellement *abaissée* pendant toute la durée du bain, tout en restant tiède. Les premiers sont ceux qu'on maintient à un degré fixe, ou bien ceux qu'on abandonne à un refroidissement insignifiant par rayonnement qui s'opère insensiblement pendant la durée du bain, et qui n'est jamais considérable ; des bains de deuxième ordre, nous ne connaissons qu'une seule espèce : c'est le bain tiède progressivement refroidi administré selon la méthode du professeur Bouchard.

1° Bains tièdes à température constante.

C'est une ancienne connaissance que nous rencontrons en tête de ce sous-chapitre. Currie a employé

(1) S'il y a des bains tièdes progressivement convertis en bains froids, il y a aussi des bains tièdes progressivement convertis en bains chauds. Lasègue (*Lyon méd.*, 1874), a employé dans le rhumatisme articulaire chronique des bains dont la température initiale était de 35° à 38°, et qu'il faisait ensuite augmenter jusqu'à 40°, 45° et même 48°.

le bain tiède d'une façon systématique dans la scarlatine à la période d'éruption, mais non pas comme méthode antipyrétique (1).

Dance (2) (1831) a fait usage des bains tièdes dans les maladies fébriles, mais un peu tardivement, comme le prouve la phrase suivante : « Quant aux bains, dit Dance, ils constituent un moyen précieux et trop négligé, mais dont l'emploi n'est réservé que pour une certaine période de la maladie et sous certaines conditions. Rien ne nous paraît plus favorable pour seconder la convalescence que des bains tièdes fréquemment répétés, administrés au moment où la fièvre est tombée (!) et lorsque la peau ne reprend pas ses fonctions. » Il croyait que les bronchites et les pneumonies contre-indiquaient les bains, ou du moins qu'elles exigeaient une très grande prudence dans leur administration.

En 1848, est paru un long article par Hervieux (3) sur la question qui nous occupe en ce moment. Il convient, avec Dance, que ce moyen a été trop négligé par les praticiens, mais il n'admet pas que les complications pulmonaires et bronchiques soient des contre-indications formelles au traitement par les bains, ce qui est

(1) " I have for the last fifteen months uniformly prescribed immersion in the tepid bath with striking benefit." Op. cit., t. I, p. 67.

(2) Mémoire sur les Fièvres graves. Arch. de méd., 1831, t. XXV, p. 106.

(3) De l'emploi des bains et de leur utilité dans le traitement de la fièvre typhoïde. Arch. de méd., 1848, tome XVIII, p. 20.

déjà un progrès. Cette manière de voir arrive à son plus grand développement treize ans plus tard, après que la méthode de Brand avait fait ses preuves d'innocuité dans le cas de complications thoraciques.

Avec 45 observations en main, il espère « pouvoir établir, d'une manière incontestable, que la médication dont il s'agit se recommande par d'autres titres et de plus réels à l'attention et à l'estime de tous les praticiens ; qu'il n'en est peut-être pas qui satisfasse à un plus grand nombre d'indications et dont l'emploi expose à moins de dangers. »

Plus loin, page 39, il continue : « D'après tout ce que nous venons de dire des avantages que présente l'emploi des bains dans le cours de la fièvre typhoïde, il serait facile de conclure à la *nécessité d'ériger ce moyen en méthode générale*, comme on l'a fait pour les évacuations sanguines, les purgatifs, les toniques, etc. En effet, un agent thérapeutique qui a le pouvoir de calmer la chaleur irritante dont la peau devient le siège dans le cas qui nous occupe, de rendre à cette membrane ses qualités normales et la régularité de ses fonctions, d'apaiser l'ardeur de la soif, de faire subir au pouls des modifications toujours avantageuses, peut déjà être considérée comme agent modérateur de la fièvre ; si l'on se rappelle en outre son heureuse influence sur l'état de la langue, sur l'état du ventre, et sur un accident très commun dans le cours de cette affection, la céphalalgie, si enfin on a présents à l'esprit les résultats relatifs à la durée et à la terminaison de la maladie que nous venons d'indiquer, on ne sera probablement pas éloigné de croire qu'un remède qui réunit tant d'indications et qui prudemment administré mériterait bien d'être placé sur le même rang que les médications dont nous parlerons tout à l'heure, et qui sont considérées chacune en particulier par quelques auteurs comme devant constituer la base du traitement. »

Nous retrouverons à leur place dans le chapitre suivant les remarques que fait Hervieux sur les effets des bains tièdes.

Rayer a employé les bains tièdes dans la fièvre typhoïde selon les règles suivantes : rarement il prescrivait de bains au delà du deuxième septénaire ; dans les cas bénins, il les faisait cesser au premier septénaire. Il laissait passer quarante-huit heures en moyenne entre les bains, mais vingt-quatre heures seulement dans les cas graves. La durée était d'une heure ou d'une heure et demie. Il ne dit pas quelle était la température précise de ses bains.

Nous passons à l'année 1867. Obernier explique (1) la méthode qu'il a employée à la clinique médicale de Bonn. Il prend la T. R. des malades avec des thermomètres Geissler bien vérifiés. Aussitôt que la température du patient atteint 39°, il lui fait prendre un bain dont la température varie entre 30° et 36° C., en moyenne 33°. En général, la température de l'eau est 7° inférieure au malade, mais cette différence varie aussi entre 3° et 10°,6, suivant la nature de la maladie fébrile.

(1) Ueber Warmeentziehung in fieberhaften Krankeiten. Berl. Klin. Woch., 25 fév. 1867, p. 81.

Ainsi, c'est en baignant des tuberculeux qu'il a fait donner les bains tantôt à 3° au-dessous de la température du corps, tantôt à 10°,6 au-dessous; mais, pour le typhus abdominal, la différence entre la T. R. et celle du bain n'a varié que de 6°,2 à 7°,1, ce qui donne pour les 15 cas dont il rapporte l'observation une moyenne de 6°,8.

La durée du bain, sauf une fois, n'a pas dépassé 30 minutes; cette seule fois, le bain a duré 1 heure, et la température centrale du typhoïsant a baissé de 2°,7, tandis que dans les autres cas l'abaissement n'a pas excédé 1°,9. Quelquefois même il y avait une *élévation de 0°,3 dans le bain*. La moyenne d'abaissement pour les 15 cas de fièvre typhoïde qu'il rapporte est de 1°,3.

L'auteur fait une remarque intéressante sur le rapport qui existe entre le nombre des pulsations cardiaques et la marche de la température. Il observe que dans le cas de chute de température et ralentissement du pouls produit par les bains tièdes, une augmentation dans le nombre des battements du pouls après le bain indique une élévation prochaine de la température.

Pour retourner aux auteurs et expérimentateurs français, nous trouvons que Souplet (1), dans le service du regretté professeur Lasègue à la Charité, en 1873, a fait beaucoup d'expériences sur les bains tièdes, chez les phthisiques en particulier, et a trouvé que ces bains à

(1) De l'emploi des bains tièdes dans quelques maladies de la poitrine et en particulier dans la phthisie pulmonaire. Thèse de Paris, 1873.

36° peuvent abaisser la T. R. de 2°, même chez un malade
à 40°. En même temps, le pouls était ralenti et renforcé,
et la dyspnée diminuée ; les sueurs dans l'intervalle des
bains étaient devenues moins abondantes et moins pénibles.

Pendant que M. Dujardin-Beaumetz était à l'hôpital
Saint-Antoine (année 1874 et suiv.), il a également essayé
les bains tièdes, et s'en est bien trouvé. Il ordonnait le
bain à la température de 32° à 35°, maintenue pendant
la durée du bain, qui était de 25 à 30 minutes ; un bain
tous les jours ou tous les deux jours, jamais plusieurs
dans la même journée.

Nous verrons plus loin (Effets comparés des bains
tièdes et des bains froids) combien son opinion est favorable à l'emploi des bains tièdes contre l'hyperthermie.

Reiss (1) (de Berlin) (1880) a imaginé et employé une
méthode particulière d'administrer les bains tièdes. Il
fait prendre un *bain continu* pendant un ou plusieurs
jours de suite à la température de 31° C. Le malade est
suspendu dans le bain par un drap arrangé en forme
de hamac. Le traitement commence du troisième au
douzième jour de la maladie. Comme règle générale, le
bain est continué pendant les vingt-quatre heures du
premier jour de traitement. Après le premier jour, ces-
sation du bain aussitôt que la T. R. est tombée au-dessous de 37°,4, et reprise du bain quand la T. R. atteint
38°,6. Le malade reste en moyenne 18 jours dans le bain

(1) Centralbl. f. d. med. Wiss., juill. 1880, p. 545.

pendant le cours de la fièvre; quelquefois il n'y est resté que 7 jours ; d'autres fois, 38 jours.

Les résultats de cette pratique seraient extrêmement bons. A part quelques exceptions, la température tombe vite à la normale en douze ou vingt-quatre heures. Dans les cas où la température de 31° ne suffisait pas pour produire rapidement cet abaissement, on employait des bains un peu plus frais. Le pouls reste fréquent, mais possède de meilleures qualités.

Statistique : 48 malades traités, 3 morts, soit 6,2 0/0 ; dans 2 des cas mortels, il y avait pneumonie.

Le Dr Afanasieff (1) a également employé des bains tièdes de longue durée dans 7 cas de fièvre typhoïde, dont 2 très graves. Chaque malade recevait 2 bains par jour, d'une durée de trois heures. La température de l'eau variait entre 31° et 35°,5 C. Aucun des malades soumis à ce traitement ne développa l'état typhoïde; peu ou point de céphalalgie; l'appétit persista pendant toute la durée de la maladie. La température du corps tomba de 2° à 2°,5. Le pouls devenait immédiatement plus fort et plus plein, et diminuait de fréquence de 20 à 30 pulsations par minute.

Il ne nous reste maintenant qu'à parler des bains tièdes, dont la température initiale est graduellement et progressivement abaissée jusqu'à la fin du bain sans que cette température atteigne celle des bains frais.

(1) Vratsch, n. 51, ou N.-Y méd. Record, 1882, vol. XXI, p. 401.

2° Bains tièdes à température décroissante.

On peut aussi les appeler *bains tièdes progressivement refroidis tout en restant tièdes.* Comme nous avons dit, il n'y a guère que la méthode balnéaire réfrigérante du professeur Bouchard qui pourrait être décrite sous ce titre. Un chapitre spécial est réservé à la description de cette méthode, qui ne nous occupera pas plus longue-ment ici. Nous nous bornerons à indiquer les ouvrages ou périodiques où elle a déjà été signalée.

Une courte mention de cette méthode a été faite par M. F. Dreyfous, dans un article qu'il a écrit pour un de nos grands dictionnaires (1). Mais depuis ce temps, les développements apportés à cette méthode en ont beau-coup modifié la description.

En 1884, Lereboullet (2), en exposant la méthode anti-septique employée par M. Bouchard dans la fièvre ty-phoïde, a aussi décrit sommairement sa méthode bal-néaire réfrigérante.

Dans son cours de pathologie générale fait à la Fa-culté en 1885, l'auteur a fait connaître à son auditoire les principes de cette méthode et les bons effets résultant de son emploi systématique.

Enfin, dans un article écrit pour un journal étran-

____

(1) Nouveau Dict. de méd. et de chir. prat., art. Typhoïde (fièvre).

(2) Gaz. hebd. de méd., 14 nov. 1884, p. 753.

ger (1), Legendre décrit et la méthode de traitement pathogénique du professeur Bouchard et sa méthode réfrigérante.

STATISTIQUE DES MÉTHODES RÉFRIGÉRANTES.

Pour bien compléter ce que nous avons dit sur les différentes méthodes hydriatiques d'antipyrèse, nous ajoutons ici quelques chiffres de statistique recueillis par Coupland (2) et qui faisaient partie d'une communication qu'il a lue devant la Société médicale de cette ville, en février 1881 :

		Traitement expectant.		Trait. par bains.	
		Cas.	Mortalité p. 100.	Cas.	Mortalité p. 100.
Brand (de toutes sources).........		8296	21,7	8141	7,4
Jürgensen (Kiel)........	1850-1861	330	15,4		
	1863-1866			160	3,1
Liebermeister (Bâle)....	1843-1864	1718	27,3		
	1865-1866	746	21,3		
	1866-1874			1163	11,2
Liebermeister (Tübingen)	1860-1871	61	23		
	1871-1880			110	5,5
Mosler (Greifwald)...............				29	3,5
V. Ziemssen et Immermann (Erlangen).......................		63	30,2	32	9,4
Goltdammer (Berlin).............			18,1		13,2
Glénard (Lyon)..................			26		9
Mayet (Lyon)...................			24,4		10,7

Vogel rapporte une mortalité de 1 sur 70 cas de fièvre typhoïde traités par les bains froids.

(1) Riforma medica de Naples, 16 septembre 1885, n° 215, p. 1.

(2) Lancet, 23 fév. 1881, p. 334.

Ces données, comparées avec la statistique de Murchison, qui comporte 18,000 cas de fièvre typhoïde traités autrement que par les bains avec une mortalité de 18,6 %, montrent l'immense avantage du traitement hydrothérapique.

CHAPITRE II.

Effets des bains réfrigérants en général.

Nous aurons recours surtout aux auteurs pour ce qui
concerne le sujet de ce chapitre, nos recherches person-
nelles ayant rapport surtout aux effets particuliers de la
méthode spéciale que nous allons décrire.

Pour mieux faire ressortir les effets du bain tiède,
nous commencerons par décrire très sommairement les
effets du bain froid tels qu'ils sont exposés dans la thèse
de Chapuis (1).

1° Effets des bains froids.

Au moment où le malade hyperthermique est plongé
dans le bain froid à 10° ou à 20°, il ressent une sensation
de froid extrêmement pénible, angoissante et presque
intolérable. Il se forme immédiatement de la chair de
poule suivie de près d'un frisson violent, de claquement
des dents et de tremblement des membres, tellement
l'action réflexe est soudaine, brutale et intense. Ces phénomènes persistent pendant toute la durée du bain. Souvent le malheureux n'a pas le courage de subir silen-

(1) Fièvre typhoïde et bains froids à Lyon. Étude générale
de la méthode de Brand. Thèse de Paris, 1883.

cieusement ce supplice en guise de réfrigération et alors il exprime ses souffrances par des cris et des gémissements rendus saccadés et entrecoupés par le tremblement, qui va quelquefois jusqu'à secouer bruyamment la baignoire, tant les contractions musculaires sont brusques et énergiques. Très souvent pourtant il s'accommode à la température du bain et ses sensations deviennent plus supportables. Il y a même des malades qui se sont bien trouvés dans ces bains.

Voilà le tableau de la mise au bain. Les effets consécutifs sont le plus souvent très favorables. La stupeur, le délire et le coma sont les premiers à disparaître. Trois ou quatre bains emportent le délire; après quatre ou cinq jours, il n'existe plus d'anéantissement, d'hébétude. Le malade est joyeux et répond aux personnes qui l'approchent.

Nous voyons ainsi s'améliorer les symptômes nerveux les plus graves. L'effet sur la température est également très favorable. L'abaissement est de 0°,8 à 1°,2 en moyenne par bain à 20° pendant 15 minutes. La température continue à baisser pendant une heure après le bain.

Le pouls est ralenti en moyenne de 10 à 20 pulsations par minute. Au moment du frisson, il devient petit, mais une fois le malade au lit, il devient plus plein, est plus ample tout en restant fréquent. Le dicrotisme disparaît avec le bain, comme le prouvent les tracés sphygmographiques faits par Glénard.

Les mouvements respiratoires sont ralentis et deviennent larges et profonds.

Le tube digestif partage les bénéfices du traitement.
La langue se dépouille, perd son aspect corné et devient
rose et humide au bout de deux jours. Les fuliginosités
disparaissent et l'appétit revient insatiable.

Les urines sont plus abondantes et plus claires; l'albumine n'augmente pas.

La peau devient moite, fraîche, halitueuse. L'absence
d'eschares est à noter. Quelquefois il y avait une série
de furoncles pendant la convalescence.

Il n'y a aucune influence sur la menstruation.

Il existe très souvent dans la fièvre typhoïde une hypostase pulmonaire inquiétante. Greisinger, et plus tard
Jürgensen et autres ont déduit de l'altération du cœur
par l'hyperthermie l'apparition de cette désagréable et
souvent dangereuse complication. Jürgensen, Bartels et
beaucoup d'autres auteurs voient dans une réfrigération convenable le meilleur moyen de prévenir et d'écarter les complications pulmonaires.

Nous ne pouvons guère mieux faire en terminant ce
qui est relatif au bain froid que de reproduire les vues
théoriques et pratiques sur l'action de ce bain exprimées
par le professeur Winternitz, de Vienne, dans une lettre
au professeur G. Sée (1). « Il faut donc, pour produire
une antipyrèse hydriatique convenable, empêcher la
réfrigération trop intense de la peau », car par une forte
réfrigération les vaisseaux cutanés entreraient dans une
contraction extrême, d'où la petite quantité de sang re-

(1) Lyon médical. 1883, vol. XLIII, p. 171.
Skinner.   3

froidi à la surface du corps, d'où la perte moins grande de chaleur animale. Dans le cas contraire, c'est-à-dire faible réfrigération de la peau, le mouvement réflexe sera moins fort et les vaisseaux musculaires moins dilatés, d'où une *diminution de la production de chaleur*, les échanges nutritifs n'étant pas accélérés, mais sans aucun doute ralentis.

Selon lui, la perte de chaleur augmente de 50 % si l'on fait des frictions sur la peau pendant le bain, et cela suffit le plus souvent à vaincre la régulation automatique de la chaleur.

L'auteur a fait des expériences « d'où il résulte que l'accroissement possible de la perte de chaleur par la peau, grâce à la dilatation de ses vaisseaux et à l'accélération de la circulation dont ils sont le siège, peut dépasser trois fois et demie la moyenne normale de la production de chaleur ; que cette perte dépasse par conséquent la production de chaleur de la fièvre la plus intense ».

2° Effets des bains tièdes en général.

Il y a près de quarante ans, depuis qu'un auteur déjà cité (1) dans notre historique a soigneusement étudié les effets des bains tièdes employés dans le traitement de la fièvre typhoïde. Nous sommes d'accord avec lui sur la plupart des résultats obtenus, mais non pas sur la totalité de ces résultats. Il décrit d'abord les effets sur le pouls, n'ayant pas étudié l'action sur la température.

(1) Hervieux. Loc. cit.

En général, le pouls était petit, dur, serré; il suffisait de deux ou trois bains, quelquefois d'un seul, pour le développer, l'élargir et lui enlever une grande partie de sa résistance. Quelquefois un pouls faible, tremblant, reprenait de la force et de l'assurance, et il se rapprochait de son type régulier et parfait et tendait toujours à s'améliorer. En résumé, pas d'action appréciable sur la quotité des battements du pouls, mais modification avantageuse et constante des autres qualités.

La diarrhée, la constipation, les phénomènes gastriques, seraient peu modifiés. Mais les douleurs spontanées de l'abdomen seraient très notablement amendées, tandis que les douleurs provoquées diminueraient moins et plus lentement.

Quant à la sécheresse de la langue et l'épaississement de la salive, « le remède le plus efficace contre cet état fâcheux de la muqueuse buccale, c'est incontestablement l'emploi des bains; la langue devient souple, molle, humide, onctueuse, de couleur rosée sur les bords et la pointe »; et, en parlant de la soif, « nous ne connaissons pas pour combattre cet accident de moyen plus efficace que l'administration des bains ».

En ce qui concerne les symptômes qui relèvent de l'appareil cérébro-spinal il est peu affirmatif. Il dit : La stupeur, la somnolence, le délire, la carphologie, les soubresauts des tendons ont paru peu susceptibles de s'amender sous l'influence des bains, mais la céphalalgie perd sa force au bout de six ou huit jours de ce traitement.

L'influence des bains sur la *durée* de la maladie lui semble faible; l'influence sur la *terminaison* lui semble favorable, mais il ne se prononce pas d'une façon formelle.

Cependant, d'autres observateurs (Laure, Barthé, Samuel) ont trouvé une action heureuse sur les phénomènes ataxiques et délirants, sur l'agitation et la stupeur, tandis que le sommeil remplace l'insomnie.

Ils signalent l'abaissement de température de 0°,8 à 1°,2, rarement plus, et que cet effet ne persiste pas, en général, plus d'une heure. Ils ont remarqué, en outre, que le pouls perd 10 ou 20 pulsations par minute.

Pour Liebermeister et Kœnig les bains tièdes n'augmentent pas les combustions organiques comme le font les bains froids, au moins au début.

Enfin, Maurice Raynaud (1) s'est exprimé en ces termes sur le frisson et la réaction produits par le bain tiède : « J'ai vu, chez des malades, des bains à 30° produire, au bout d'une demi-heure, un violent frisson très comparable à celui produit par les bains froids, et être suivi d'un mouvement réactionnel très prononcé. Mais, en général, cela est vrai, la réaction est beaucoup moindre, parce que la réfrigération a été moindre aussi.

« Est-ce un bien? est-ce un mal?... Mais dans un très grand nombre des cas je crois que la réaction n'est pas à dédaigner dans la fièvre typhoïde; ma conviction est même qu'elle joue un rôle important dans la production des résultats favorables par la secousse nerveuse, par le stimulus quelle détermine du côté du système nerveux. »

Il croyait que la réaction préservait des pneumonies et que les bains tièdes exposaient à cette complication

(1) Loc. cit., p. 407.

parce que la réaction était moindre qu'après les bains froids.

La toux provoquée par le bain serait due à une action réflexe.

On voit que la plupart des effets des bains tièdes sont semblables et presque ou entièrement équivalents à ceux des bains froids. Mais laissons parler nos auteurs dans les quelques paragraphes suivants :

3° COMPARAISON DES BAINS FROIDS AVEC LES BAINS TIÈDES AU POINT DE VUE DE LEURS EFFETS.

Les auteurs français sont les seuls dont nous citerons ici l'opinion, car ils ont envisagé la question sous tous ses aspects et il serait inutile de vouloir chercher à l'étranger des appréciations mieux formulées.

Dans sa thèse inaugurale sur l'effet antipyrétique du bain tiède, Berthomier (1) s'exprime ainsi : « Eu égard à cette action heureuse sur la fièvre et à son emploi à la fois utile et agréable, le bain tiède se recommande particulièrement pour le traitement de la fièvre. »

Parmi ses conclusions nous trouvons celles-ci : « J'admets, contrairement à la plupart des Allemands, que les bains tièdes prolongés ou suffisamment répétés abaissent la température et même que leur action est plus durable que celle des bains froids ». « Les bains tièdes sont plus agréables et d'un usage plus général que

____

(1) Etude sur les bains tièdes prolongés au point de vue de la soustraction de la chaleur. Paris, 1874.

les bains froids que l'on doit éviter dans les affections viscérales où les bains tièdes conviennent surtout et, si l'on admet l'opinion de Liebermeister et de Kœnig sur la production de la chaleur, on doit préférer les bains tièdes dans la fièvre, parce qu'ils diminuent la production de la chaleur tandis que les bains froids l'augmentent.

L... (1), de Lyon, a employé des bains frais à 30° qu'il a laissé refroidir jusqu'à 25°, mais les bains tièdes lui semblent préférables aux bains froids: 1° parce qu'ils sont mieux supportés; 2° parce qu'ils exposent le malade à moins de dangers; 3° parce que l'expérience lui a démontré qu'une différence de 7° entre la température du sang et celle du bain suffit pour produire chez le malade une réfrigération de 1° qui persiste encore une heure après l'immersion.

En décembre 1876, Dujardin-Beaumetz a lu à la Société des hôpitaux une communication sur l'emploi de ces deux espèces des bains qui a provoqué une assez vive discussion et dont nous donnerons les conclusions à la fin de ce chapitre. C'est à cette occasion que Féréol, très partisan des bains froids, a dit : « Pour ma part, je dois le dire, j'ai essayé les bains tièdes dans la fièvre typhoïde; j'en ai fait l'essai, non seulement à titre d'indications passagères... mais aussi j'en ai fait l'essai méthodiquement pour remplacer les bains froids dans quelques cas graves. Je les ai donnés à 28°-30°, ce qui n'est pas une température qu'on puisse appeler tiède, ce serait plutôt

____

(1) Discussion à la Société des sciences médicales. Lyon méd., 1874, t. XV, p. 302.

une température fraîche. Je dois dire que je n'ai pas eu lieu de m'en applaudir beaucoup. »

Dans deux cas pourtant il a produit une amélioration avec deux bains à 30°, tandis que les bains froids n'avaient amené aucun changement favorable. Il se montre disposé à croire que les bains tièdes favorisent les hémorrhagies intestinales et bronchiques.

« Somme toute, continue-t-il, si j'en juge par ma très courte expérience, les bains frais m'ont paru avoir les mêmes inconvénients que les bains froids et ne pas avoir leurs avantages... J'ignore si les bains tièdes proprement dits auraient de meilleurs effets, mais je crois que les bains froids doivent être préférés. »

Liebermann, qui a beaucoup employé les bains froids, vient à l'appui de cette manière de voir. Il dit : « La durée de l'effet utile des bains tièdes n'a pas non plus atteint les chiffres obtenus avec les bains froids. Elle n'a pas dépassé huit heures dans les deuxième et troisième septénaires et douze heures dans le quatrième. »

Il croit avec Féréol à la supériorité des bains froids, mais il ne pense pas qu'on puisse accuser les bains tièdes de favoriser la production des hémorrhagies. Il cite l'observation d'un de ses malades aux bains froids ayant une entérorrhagie ; il recourut au bain tiède ; l'entérorrhagie cessa pour recommencer dès qu'il reprit les bains froids auxquels il renonça définitivement pour recourir à la méthode de v. Ziemssen dont il se trouva fort bien, car le malade guérit.

Une opinion franche et bien arrêtée est celle de Caulet (1)

(1) Annales de la Soc. d'hydrologie, 1882-83, p. 240 et suiv.

qui arguë décidément en faveur des bains tièdes. En parlant de la théorie sur laquelle est basée la méthode de
Brand, il dit : « Remarquons seulement que *la théorie est
fausse. La température du fébricitant ne baisse pas pendant la durée du bain froid* (1). Elle ne peut que s'élever,
ce qu'elle fait quelquefois. C'est seulement *après* le bain
qu'elle baisse et d'autant plus que l'appel du sang à la
peau est plus énergique. » Et encore : « L'abaissement
de la température centrale pendant le bain est un phénomène spécial aux bains tempérés. On ne l'observe, ni
avec le bain froid, ni avec le bain chaud. » Pour ce dire,
il se base sur les expériences de M. Paul Delmas (2).

Voyons maintenant quelles sont les conclusions de la
communication de M. Dujardin-Beaumetz (3) auxquelles
nous nous rallions entièrement.

« Contre l'hyperthermie dont on a peut-être exagéré
l'importance, les bains tièdes ont une action presque
aussi puissante que celle des bains froids, et nous pouvons baser cette affirmation sur des données fournies
par des recherches expérimentales faites sur l'homme
sain et sur l'homme malade.

Von Ziemssen, Obernier, Wahl et Berthomier admettent que cette action est plus durable après les bains
tièdes prolongés qu'après les bains froids et même quelques auteurs vont plus loin et soutiennent, en se fondant

(1) Les italiques sont de notre main.
(2) Recherches nouvelles sur l'action de la chaleur et du froid
sur l'économie. Delmas Saint-Hilaire. Paris, 1870.
(3) De l'emploi des bains tièdes comparé à celui des bains
froids. Soc. méd. des hôp., déc. 1876. Union méd., 1877,
t. XXIII. Bull. de thér., 1877, t. XCII, p. 54.

sur les théories de la chaleur invoquées par Liebermeister et Kœnig, que les bains tièdes diminuent la production de la chaleur, tandis que les bains froids l'augmentent. Sans entrer dans cette discussion.... nous dirons qu'il n'est pas douteux que les bains tièdes, c'est-à-dire ceux compris entre 32 et 35°, peuvent, comme les bains froids, être un moyen puissant d'abaissement du pouls et de la température. Ajoutons qu'ils n'ont ni les inconvénients ni les dangers des bains froids. »

Pour lui il y a deux ordres de contre-indications, mais ils sont applicables aussi bien aux bains froids qu'aux bains tièdes. Les unes résultent des hémorrhagies abondantes qui pourraient s'aggraver sous l'influence des bains tièdes ; les autres, de l'état d'adynamie profonde qui fait craindre que les forces ne soient pas suffisantes pour les supporter. Mais les complications thoraciques ne seraient pas des contre-indications.

« Ainsi donc, pour nous résumer, nous dirons que la méthode de Brand, qu'elle soit appliquée dans toute sa rigueur ou bien qu'elle soit soumise à des contre-indications spéciales, ne nous ayant pas donné des résultats plus avantageux qu'avec les méthodes ordinaires, il est bon de nous en tenir jusqu'à nouvel ordre à ces dernières, et cela d'autant plus que la méthode de Brand est un mode de traitement cruel et douloureux, et d'insister plus particulièrement sur l'emploi des bains tièdes qui nous donnent, au point de vue de l'abaissement de la température et du pouls, les mêmes avantages que les bains froids, sans en avoir les inconvénients et les dangers. »

Nous voyons, en somme, qu'à part les effets immédiats produits par les bains froids, tels que la sensation d'angoisse, le frisson et le tremblement intenses, les effets de ces deux ordres de bains sont très comparables; que si les bains froids abaissent la température, les bains tièdes le font presque autant sinon tout autant; que le nombre des révolutions cardiaques par minute est diminué également dans les deux cas et que le sommeil remplace l'agrypnie aussi bien après les bains tièdes qu'après les bains froids. *Il semblerait donc que si l'on avait à choisir entre deux modes de réfrigération à effets sensiblement égaux, on serait forcément porté à préférer celui qui est le plus agréable et d'un emploi le plus général qui est, à notre avis, celui des bains tièdes.*

CHAPITRE III.

La méthode réfrigérante du professeur Bouchard.

Les médecins qui ont vu les malades au moment où ils ont été plongés dans un bain froid d'emblée, ont été frappés par l'impression violente et pénible produite par l'eau froide en contact avec la peau surchauffée des typhiques. D'autres médecins, à l'exemple de Winternitz, ont remarqué le resserrement des vaisseaux cutanés et par conséquent l'olighémie de la peau produite par cette même action réflexe. D'autres encore ont cru voir dans le tremblement excessif et dans la vive émotion déterminés par le bain froid des causes d'affaiblissement du malade. Enfin, beaucoup admettent avec Liébermeister, Kœnig, Caulet, que le bain froid augmente la production de la chaleur animale au moins au commencement du bain.

Le professeur Bouchard a tenu compte de ces différents inconvénients et a cherché à les éviter en imaginant une méthode réfrigérante particulière qui comprendrait, autant que possible, les avantages des bains froids et ceux des bains tièdes, sans les inconvénients des premiers. Il a voulu : 1° éviter une augmentation de la calorigenèse chez le malade refroidi ; 2° abaisser la température du corps sans provoquer de secousse nerveuse ; 3° éviter la constriction des vaisseaux sanguins cutanés par action réflexe et favoriser, au contraire, l'irrigation abondante de la peau par le sang hyperthermique, pour que celui-ci se refroidisse largement à la périphérie effectuant ainsi une grande et rapide soustraction de chaleur, et 4° épargner aux malades des sensations pénibles. Nous verrons au chapitre suivant dans quelle mesure son but a été atteint.

Abordons maintenant la description détaillée mais succincte de cette nouvelle méthode de réfrigération employée dans le traitement de la fièvre typhoïde.

1° Préliminaires.

On a grand soin d'abord de déterminer exactement le degré de fièvre que présente le malade, et à cet effet la température rectale (T. R.) est prise immédiatement avant le bain au moyen d'un thermomètre à maxima bien vérifié. Celle-ci connue, un aide prend le typhoïsant ayant seulement sa chemise et le place dans une baignoire remplie d'eau à l'avance. S'il y a quelques mètres de distance entre le lit du malade et la baignoire, on prend la précaution d'envelopper le patient, d'une couverture, pour le garantir du froid pendant le transport. L'eau qui remplit la baignoire doit être en quantité suffisante pour bien couvrir les épaules du malade lorsqu'il est assis dans le bain. La baignoire elle-même doit être installée de façon à permettre l'introduction à volonté d'eau chaude et d'eau froide et l'écoulement de l'excès d'eau.

2° Température.

La *température de l'eau* au moment où le malade est mis dans le bain *doit être de 2° inférieure à la T. R. du typhique.* Quand le bain a duré dix minutes, on introduit dans la baignoire assez d'eau froide pour abaisser la température initiale du bain de 1°, et toutes les dix minutes on abaisse la température de 1° jusqu'à ce que l'eau n'ait plus que 30°. Arrivé à ce degré, le bain est continué encore dix minutes sans qu'on le refroidisse d'avantage; c'est la température terminale.

Pendant le bain, on ne fait aucune friction sur la peau du malade et on ne verse pas d'eau froide sur sa tête. On le retire alors du bain, on l'assied sur un siège à proximité et l'on procède à l'essuyer incomplètement et à changer sa chemise mouillée pour une chemise chaude et sèche. Il est ensuite enveloppé de nouveau dans une couverture et porté à son lit où il est chaudement couvert et réchauffé à l'aide de boules d'eau chaude si besoin est, ce qui est extrêmement rare.

3° Durée.

La *durée* du bain, toujours longue comme on le voit par ce qui précède, est variable; *elle est en rapport direct avec l'élévation thermique du malade.* Voici un exemple pour montrer à la fois la progression du refroidissement et la durée. Nous supposons un fébricitant à 41° baigné à 10 h.

A 10 h. la température du bain est de.......... 39°.

    10 h. 10 m. on l'abaisse jusqu'à............ 38°.

    10 h. 20 m.   —   .... 37°.

    10 h. 30 m.   —   .... 36°.

    10 h. 40 m.   —   .... 35°.

    10 h. 50 m.   —   .... 34°.

    11 h.   —   .... 33°.

    11 h. 10 m.   —   .... 32°.

    11 h. 20 m.   —   .... 31°.

    11 h. 30 m.   —·   .... 30°.

    11 h. 40 m. le malade sort du bain. *Durée 1 h. 40 m.*

Donc :

    Un malade à 41° prend un bain de 1 h. 40 m.

       —   40°   —   1 h. 30 m.

       —   39°   —   1 h. 20 m.

       —   38°   —   1 h. 10 m.

       —   37°   —   1 h.

4° Nombre.

Le *nombre quotidien* des bains administrés à un même malade, est *huit*. Quelquefois, dans les cas légers ou dans les derniers jours du traitement, ce chiffre est réduit à 6 ou même à 4, mais cette réduction est exceptionnelle. Puisque le nombre des bains est si considérable et la durée en est si longue et variable, il ne peut y avoir d'heures fixes pour l'administration. En effet, les bains doivent être donnés pendant la nuit aussi bien que le jour et de façon à les espacer aussi également que possible à travers les vingt-quatre heures.

Le nombre de bains donnés à un même malade pendant la durée de sa maladie, à raison de 8 par jour, est quelquefois très élevé. Souvent, à la fin de la maladie, le nombre quotidien des bains, avons-nous dit, est diminué et le malade ne reçoit plus que 4, 3 et 2 bains par jour (1). Voici les chiffres de cinq observations prises parmi les 103 observations de fièvre typhoïde traitée par les bains, mises à notre disposition par l'obligeance du professeur Bouchard.

Le nommé C..., 22 ans, entré à l'hôpital Lariboisière, salle Saint-Landry, le 19 février 1885. Début du traitement, dixième jour de la maladie; fin du traitement, vingt-neuvième jour; nombre des bains, 134.

R..., 20 ans, entré le 6 décembre 1884. Début du traitement, cinquième jour de la maladie; durée de la maladie, 20 jours; fin du traitement, vingt-septième jour; nombre des bains, 136.

M..., 20 ans, entré le 11 décembre 1884. Début du traitement, cinquième jour; durée du traitement, 30 jours; nombre des bains, 150.

L..., 18 ans. Fièvre typhoïde suivie d'érysipèle et ensuite de lymphangite aux deux membres inférieurs. Nombre total des bains, 163.

J..., 21 ans, entré le 10 novembre 1884. Guéri, le trente-unième jour, 144 bains; rechute, 79 bains; période d'apyrexie entre la première attaque et la rechute, 18 bains. Total, 241 bains.

L'observation C..., nous l'avons soigneusement examinée par curiosité, pour savoir combien de temps

(1) Il est juste de faire remarquer que la méthode réfrigérante de M. Bouchard ne constitue pas à elle seule l'unique mode de traitement qu'il emploie dans la fièvre typhoïde. Il pratique aussi l'antisepsie intestinale au moyen du charbon végétal iodoformé à haute dose (100 grammes par jour) et de la naphtaline à la dose de 5 gr. Il prescrit également 0 gr. 4 de calomel par jour pendant les quatre premiers jours du traitement, de l'eau de Sedlitz, des lavements phéniqués, de la glycérine et des peptones.

Pour plus de détails sur sa méthode antiseptique, voir Lereboullet. Gaz. hebd., 14 nov. 1884, p. 733 et 753.

ce typhoïsant est resté dans l'eau en prenant ses 134 bains. Nous trouvons qu'il a pris :

```
  4 bains  à  1 h. 40 m., soit  6 h. 40 m.
 26    —      1 h. 30 m., —    39 h.
 40    —      1 h. 20 m., —    53 h. 20 m.
 45    —      1 h. 10 m., —    52 h. 30 m.
 19    —      1 h.       —    19 h.
       Total : 170 h. 30 m., ou 7 jours 2 h. 1/2.
```

Ainsi, pendant les dix-neuf jours du traitement, *il est resté plus d'une semaine dans l'eau.*

Inconvénients et Contre-indications.

Quels sont les *inconvénients* de l'application de cette méthode? Il y en a trois qui sont tous d'une importance insignifiante : la macération de l'épiderme des mains et des pieds chez les travailleurs dont la couche cornée est dure et épaisse ; le gonflement douloureux des ganglions axillaires qui est assez fréquent ; et des abcès sous-épidermique et sous-dermique, y compris le panaris profond ou phlegmon du doigt. Mais ce serait une erreur d'incriminer seuls les bains tièdes dans la production de ce troisième inconvénient, vu qu'il se produit aussi par l'usage des bains froids et même sans qu'on emploie de traitement hydriatique en aucune manière.

Un autre inconvénient qui survient quelquefois, tient au grand nombre des bains administrrés au patient. Certains malades indociles, fatigués par le nombre et la fréquence des bains, commencent à en avoir assez. Ils protestent contre la continuation de cette partie du traitement, et pendant le bain ils s'agitent et se tourmentent de façon à empêcher les bons effets des bains de se

produire. C'est ainsi qu'on peut expliquer l'élévation de
la T. R. pendant le bain, car c'est précisément chez ces
malades réactionnaires que ce phénomène s'observe.

Y a-t-il des *contre-indications* à son emploi? M. Bouchard considère comme telles : 1° les attaques synco-
pales survenant pendant ou immédiatement après le
bain ; 2° l'hémorrhagie intestinale, et 3° la perforation de
l'intestin et la péritonite. Lorsque ces deux dernières (entérorrhagie et perforation) se manifestent, le malade est
laissé absolument immobile dans son lit. Les complications thoraciques ne seraient pas des contre-indications
formelles.

Dans son service hospitalier (1), l'auteur de la méthode
que nous étudions fait usage d'une petite salle à part
pour baigner les hyperthermiques. Il s'y trouve, pour les
hommes, six baignoires constamment occupées nuit et
jour, et ce nombre est trop restreint pour répondre aux
besoins d'un service où la fièvre typhoïde est, pour ainsi
dire, une spécialité. Aussitôt ce diagnostic prononcé au
sujet d'un entrant, le traitement hydrothérapique commence, que ce soit nuit ou jour, minuit ou midi, et il est
continué, sauf contre-indication, tous les jours pendant
toute la durée de la maladie et même après le commencement de la période d'apyrexie, c'est-à-dire, après que
la T. R. du malade redescend au-dessous de 38° pour ne
plus remonter au-dessus de cette limite.

Depuis le mois d'avril 1884, date où cette méthode
balnéaire a commencé à être appliquée, le chiffre total
de bains tièdes administrés ainsi dépasse déjà 10,000.

(1) Hôpital Lariboisière, salles St-Landry et Ste-Mathilde.
Skinner.   1

CHAPITRE VI.

Effets des bains administrés selon cette méthode.

La technique de cette nouvelle méthode étant connue, étudions maintenant les effets subjectifs et objectifs qui résultent de son application.

1º EFFETS SUR LA TEMPÉRATURE.

Ces bains tièdes étant donnés à tous les typhiques presque sans exception, que la température du malade soit très élevée ou peu élevée, il en résulte forcément que l'effet réfrigérant des bains est quelquefois secondé et augmenté par l'effet antipyrétique des médicaments fébrifuges dont l'emploi fait partie de la méthode générale de M. Bouchard. Nous disons *quelquefois*, car si la température du malade ne dépasse pas 40º, aucun agent antithermique n'est administré à l'intérieur et les bains agissent seuls pour effectuer l'antipyrèse. Lorsque nous annoncerons les abaissements maximum produits par les bains, nous indiquerons les cas où il y a eu préalablement ingestion d'un médicament antipyrétique.

Contrairement à ce qu'on serait tenté de croire *à priori*, l'introduction d'un fébricitant dans un milieu dont la température est inférieure à la sienne ne produit pas tou jours l'abaissement de cette dernière. Il y a même quelquefois, mais rarement, une élévation de la température du malade dans ce bain. L'examen attentif du tracé thermique des typhoïsants soumis à ces bains permet de constater l'exactitude de cette assertion. Du reste, Obernier, de Berlin, a été témoin du même paradoxe physique, mais non pas physiologique; un de ses malades a présenté une élévation de $0°,3$; une des nôtres, une élévation plus de quatre fois supérieure, $1°,3$, (de $39°,4$ à $40°,7$); c'était une jeune femme de 22 ans, qui a contracté la fièvre typhoïde dans le service où elle a été soignée pour dilatation de l'estomac, chlorose et phlegmatia alba dolens. Elle guérit. Chez 5 autres malades, dont 3 femmes, nous avons également constaté une élévation dans le bain, mais d'un degré beaucoup inférieur, $0°,70$, $0°4$ et $0°,2$.

L'abaissement maximum produit pendant un bain a été, d'après les observations que nous avons pu consulter, de $3°,5$ (de $39°,8$ à $36°,3$) (1). Il s'est produit le soir du trente-septième jour de la dothiénentérie, *sans qu'aucun médicament antithermique n'ait été préalablement administré.* Un autre abaissement de $3°,1$ (de $40°,5$ à $37°,4$) a été fait dans les mêmes conditions, le soir du huitième jour d'un érysipèle. D'autres chutes de $2°,7$ (sulfate de quinine et acide salicylique), de $2°,3$ (plusieurs fois et sans médicaments) ont été notées. Les abaissements de $1°$ à $2°$ sont extrêmement nombreux et cela au douzième, treizième et quatorzième jour de la fièvre typhoïde.

(1) Observation du nommé V..., 30 ans, entré salle Saint-Landry, hôpital Lariboisière, le 0 août 1884.

Puisqu'il peut se produire par exception une élévation de température dans le bain, l'*abaissement minimum* est quelquefois négatif et peut varier entre 0° et — 1°,3 c'est-à-dire qu'il peut y avoir 1°,3 d'élévation de la T. R. dans le bain.

Pour bien montrer ce que peuvent faire ces bains contre l'élément hyperthermie dans quelques cas, nous rapporterons le fait suivant: Le nommé D..., 18 ans, est entré à l'hôpital le 4 septembre 1885, 10 heures du soir. Il était probablement au dixième ou douzième jour de sa maladie et présentait des taches rosées lenticulaires. L'état dans lequel il se trouvait (coma, respiration saccadée et bruyante), ne permettait guère d'espérer la guérison, mais il fut immédiatement mis au traitement complet, y compris 2 grammes de sulfate de quinine dont il n'a absorbé que 1 gr. 50. Sa température rectale était de 42°,6. 4 bains ont suffi pour la ramener à 37°,4. L'abaissement obtenu par le premier bain administré une heure après son entrée fut de 3°,1. Mais malgré cette athermie, qui s'est maintenue pendant plusieurs heures, le malade est mort dans les vingt-quatre heures qui ont suivi son entrée.

Il nous reste à parler de l'abaissement produit en tenant compte du septénaire de la maladie, de l'heure du jour que le bain a été pris, et de la T. R. du malade. M. Bouchard a fait faire la besogne laborieuse de mettre les résultats de quelques cas sous forme de tableau, et il a eu l'extrême obligeance de nous permettre de le faire imprimer dans notre thèse. Nous lui en devons de nouveaux remerciements.

TABLEAU

De 38 cas de fièvre typhoïde traités par les bains tièdes progressivement refroidis. De ces 38 cas, il y avait 1 mort et 37 guérisons, dont 34 cas simples et 3 cas suivis de rechute dont 1 double.

A. Résultats particuliers suivant le septénaire.

PREMIER SEPTÉNAIRE.

1) *Moyenne de l'abaissement* obtenu en tenant compte de la T. R. du malade et de l'heure du jour.

41°-41°,9	de 6 h. à midi.....	0°,2
40°-40°,9	de min. à 6 h.....	0°,7
	de 6 h. à midi.....	0°,6
	de midi à 6 h.....	0°,5
	de 6 h. à min.....	0°,5

38°-38°,9	de min. à 6 h.....	0°,5
	de 3 h. à midi.....	0°,5
	de midi à 6 h.....	0°,5
	de 6 h. à min.....	0°,2

39° 39°,9	de min. à 6 h.....	0°,7
	de 6 h. à midi.....	0°,5
	de midi à 6 h.....	0°,6
	de 6 h. à min.....	0°,5

37°-37°,9	de min. à 6 h.....	0°,4
	de 6 h. à midi.....	0°,4
	de midi à 6 h.....	0°,4
	de 6 h. à min.....	0°,4

2) *Moyenne de l'abaissement* obtenu en tenant compte de la T. R. du malade mais sans tenir compte de l'heure du jour.

41°-41°,9........................	0°,2
40°-40°,9........................	0°,5
39° 39°,9........................	0°,6

38°-38°,9........................	0°,4
37°-37°,9........................	0°,4

3) *Moyenne de l'abaissement* obtenu sans tenir compte de la T. R. du malade ni de l'heure du jour. . . $0^\circ,4$

DEUXIÈME SEPTÉNAIRE.

1) *Moyenne de l'abaissement* obtenu en tenant compte de la T. R. du malade et de l'heure du jour.

41°-41°,9 de min. à 6 h..... 0°,9	39°-39°,9 de min. à 6 h..... 0°,7
de 6 h. à midi.... 1°,1	de 6 h. à midi.... 0°,7
de midi à 6 h..... 0°,3	de midi à 6 h..... 0°,7
de 6 h. à min..... 0°,9	de 6 h. 4 min..... 0°,6
40°-40°,9 de min. à min. à 6 h..... 0°,6	38°-38°,9 de min. à 6 h..... 0°,6
de 6 h. à midi.... 0°,7	de 6 h. à midi.... 0°,6
de midi à 6 h..... 0°,6	de midi à 6 h..... 0°,4
de 6 h. à min..... 0°,7	de 6 h. à min..... 0°,4
37°-37°,9 de min. à 6 h..... 0°,5	de midi à 6 h..... 0°,5
de 6 h. à midi.... 0°,3	de 6 h. à min..... 0°,4

2) *Moyenne de l'abaissement* obtenu en tenant compte de la T. R. du malade, sans tenir compte de l'heure du jour.

41-41°,9........................ 0°,8	38°-38°,9........................ 0°,6
40°-40°,9........................ 0°,6	37°-37°,9........................ 0°,4
39°-39°,9........................ 0°,7	

3) *Moyenne de l'abaissement* obtenu sans tenir compte de la T. R. du malade ni de l'heure du jour. . . $0^\circ,6$

TROISIÈME SEPTÉNAIRE.

1) *Moyenne de l'abaissement* obtenu en tenant compte
de la T. R. du malade et de l'heure du jour.

41°-41°,9 de 6 h. à midi... 0°,7   38°-38°,9 de min. à 6 h... 0°,7
       de midi à 6 h.... 0°,5   de 6 h. à midi... 0°,3
       de 6 h. à min ... 0°,6   de midi à 6 h.... 0°,6
                        de 6 h. à min... 0°,3

40°-40°,9 de min. à 6 h... 0°,8
       de 6 h. à midi... 0°,4   37°-37°,9 de min. à 6 h... 0°,5
       de midi à 6 h... 0°,8   de 6 h. à midi... 0°,6
       de 6 h. à min... 0°,6   de midi à 6 h... 0°,4
                        de 6 h. à min... 0°,4

39°-39°,9 de min. à 6 h.... 0°,8   36°-36°,9 de min. à 6 h... 0°,8
       de 6 h. à midi... 0°,7   de midi. à 6 h.... 0°,2
       de midi à 6 h. .. 0°,5
       de 6 h. à min.... 0°,4

2) *Moyenne de l'abaissement* obtenu en tenant compte
de la T. R. du malade mais sans tenir compte de l'heure
du jour.

41°-41°,9.................. 0°,6   38°-38°,9.................. 0°,4
40°-40°,9.................. 0°,6   37°-37°,9.................. 0°,5
39°-39°,9.................. 0°,6   36°-36°,9.................. 0°,5

3) *Moyenne de l'abaissement* obtenu sans tenir compte
de la T. R. du malade ni de l'heure du jour. . .   0°,5

QUATRIÈME SEPTÉNAIRE.

1) *Moyenne de l'abaissement* obtenu en tenant compte
de la T. R. du malade et de l'heure du jour.

40°-40°,9 de min. à 6 h,... 1°,0
    de 6 h. à midi..,. 0°,6

39°-39°,9 de min. à 6 h.... 1°,1
    de 6 h. à midi... 0°,7
    de midi à 6 h.... 1°,0
    de 6 h. à min. .. 0°,7

38°-38°,9 de min. à 6 h.,... 0°,6
    de 6 h. à midi... 0°,5
    de midi à 6 h.... 0°,6
    de 6 h. à min.,... 0°,7

37°-37°,9 de min. à 6 h,.. 0°,4
    de 6 h. à midi.. 0°,6
    de midi à 6 h..,0°,4

    de 6 h. à min... 0°,4

36°-36°,9 de 6 h. à min... 0°,1

2) *Moyenne de l'abaissement* obtenu en tenant compte de la T. R. du malade, mais sans tenir compte de l'heure du jour.

40°-40°,9 .... 0°,8
39°-39°,9 .... 0°,8
38°-38°,9 .... 0°,6

37°-37°,9 .... 0°,6
36°-36°,9 .... 0°,4

3) *Moyenne de l'abaissement* obtenu sans tenir compte de la T. R. du malade ni de l'heure du jour. . . .   0°,6

CINQUIÈME SEPTÉNAIRE.

1) *Moyenne de l'abaissement* obtenu en tenant compte de la T. R. du malade et de l'heure du jour.

40°-40°,9 de midi à 6 h.... 0°,9

39°-39°,9 de min. à 6 h.... 0°,3
    de 6 h. à midi... 0°,8
    de midi à 6 h.... 1°,0
    de 6 h. à min.... 0°,8

38°-38°,9 de min. à 6 h.... 0°,7
    de 6 h. à midi... 0°,7
    de midi à 6 h.... 0°,7
    de 6 h. à min.... 0°,6

37°-37°,9 de min. à 6 h.... 0°,8   de midi à 6 h... 0°,5
     de 6 h. à midi... 0°,4   de 6 h. à min.... 0°3

2) *Moyenne de l'abaissement* obtenu en tenant compte de la T. R. du malade sans tenir compte de l'heure du jour.

40°-40°,9 .... 0°,9   38°-38°,9 .... 0°,7
39°-39°,9 .... 0°,7   37°-37°,9 .... 0°,5

3) *Moyenne de l'abaissement* obtenu sans tenir compte de T. R. du malade ni de l'heure du jour. . . .   0°,7

SIXIÈME SEPTÉNAIRE.

1) *Moyenne de l'abaissement* obtenu en tenant compte de la T. R. du malade et de l'heure du jour.

39°-39°,9 de midi à 6 h.... 1°,4   37°-37°,9 de 6 h. à mi li... 0°,5
                               de midi à 6 h .. 0°,4
38°-38°,9 de min. à 6 h.... 0°,8   de 6 h. à min.   . 0°,4
     de 6 h. à midi.... 0°,3
     de midi à 6 h.... 0°,6

2) *Moyenne de l'abaissement* obtenu en tenant compte de la T. R. du malade, mais sans tenir compte de l'heure du jour.

39°-39°,9 .... 1°,4
38°-38°,9 .... 0°,5
37°-37°,9 .... 0°,4

3) *Moyenne de l'abaissement* obtenu sans tenir compte de la T. R. du malade ni de l'heure du jour. . . .   0°,7

B. Résultats généraux suivant la température.

Moyenne de l'abaissement obtenu en tenant compte de la T. R. du malade, mais sans tenir compte ni du septénaire, ni de l'heure du jour.

41°-41°,9	0°,5	38°-38°,9	0°,5
40°-40°,9	0°,7	37°-37°,9	0°,4
39°-39°,9	0°,8	36°-36°,9	0°,3

C. Résultat général.

Moyenne générale de l'abaissement obtenu par un bain sans tenir compte ni de la T. R. du malade, ni du septénaire, ni de l'heure du jour. . . . . 0°,53

RECHUTES.

Nombre : 6, dont 4 survenues après la fièvre typhoïde, traitées dans le service par les bains méthodiquement administrés. Des deux restantes, une est venue du dehors, l'autre a suivi une fièvre typhoïde traitée dans le service par les bains non méthodiquement administrés.

A. Résultats particuliers suivant le septénaire.

PREMIER SEPTÉNAIRE.

1) *Moyenne de l'abaissement* obtenu en tenant compte de la T. R. du malade et de l'heure du jour.

40°-40°,9 de min. à 6 h.... 2°,1
        de 6 h. à midi... 1°,5
        de midi à 6 h.... 1°,4
        de 6 h. à min.... 1°,0

39°-39°,9 de min. à 6 h.... 1°,1
        de 6 h. à midi... 0°,9
        de midi à 6 h.... 1°,3
        de 6 h. à min.... 1°,5

36°-36°,9 de 6 h. à midi.... 0°,4

38°-38°,9 de min. à 6 h... 1°,1
        de 6 h. à midi... 0°,9
        de midi à 6 h... 0°,8
        de 6 h. à min... 0°,4

37°-37°,9 de min. à 6 h... 0°,8
        de 6 h. à midi... 0°,7
        de midi à 6 h.... 0°,6
        de 6 h. à min.... 0°,3

2) *Moyenne de l'abaissement* obtenu en tenant compte de la T. R. du malade, mais sans tenir compte de l'heure du jour.

40°-40°,9..................... 1°,5
39°-39°,9..................... 1°,2
38°-38°,9..................... 0°,8

37°-37°,9..................... 0°,6
36°-36°,9..................... 0°,4

3) *Moyenne de l'abaissement* obtenu sans tenir compte de la T. R. du malade ni de l'heure du jour..... 0,9

DEUXIÈME SEPTÉNAIRE.

1) *Moyenne de l'abaissement* obtenu en tenant compte de la T. R. du malade et de l'heure du jour.

40°-40°,9 de midi à 6 h.... 1°,6

39°-39°,9 de min. à 6 h.... 1°,6
        de 6 h. à midi... 1°,3
        de midi à 6 h.... 0°,9

38°-38°,9 de min. à 6 h.... 1°,1
        de 6 h. à midi... 1°,0
        de midi à 6 h.... 0°,9
        de 5 h. à min.... 0°,9

39°-37°,9 de 6 h. à midi... 0°,7
        de midi à 6 h.... 0°,5
        de 6 h. à min.... 0°,5

2) *Moyenne de l'abaissement* obtenu en tenant compte de la T. R. du malade, mais sans tenir compte de l'heure du jour.

40°-40°,9...................	1°,6	38°-38°,9...................	1°,0
39°-39°,9...................	1°,2	37°-37°,9...................	0°,6

3) *Moyenne de l'abaissement* obtenu sans tenir compte de la T. R. du malade ni de l'heure du jour . . .   1°,1.

TROISIÈME SEPTÉNAIRE.

1) *Moyenne de l'abaissement* obtenu en tenant compte de la T. R. du malade et de l'heure du jour :

38°-38°,9 de min. à 6 h.....	1°,0	37°-37°,9 de 6 h. à midi...	0°,7
de 6 h. à midi...	1°,8	de midi à 6 h.....	0°,5
		de 6 h. à min....	0°,2

2) *Moyenne de l'abaissement* obtenu sans tenir compte ni de la T. R. du malade, ni de l'heure du jour.   0°,9.

B. Résultats généraux suivant la température.

Moyenne de l'abaissement obtenu en tenant compte de la T. R. du malade mais sans tenir compte ni du septénaire ni de l'heure du jour :

40°-40°,9...................	1°,5	37°-37°,9...................	0°,5
39°-39°,9...................	1°,2	36°-37°,9...................	0°,4
38°-38°,9...................	1°,0		

C. Résultat général.

Moyenne générale de l'abaissement obtenu par un bain sans tenir compte ni de la T. R. du malade ni du septénaire, ni de l'heure du jour . . . . 0°,96.

2° EFFETS SUR LE SYSTÈME NERVEUX.

C'est ici qu'il convient de décrire les sensations éprouvées par le malade lorsqu'il entre dans le bain, et nous verrons quelle différence il y a à cet égard entre les bains froids et les bains tièdes. Presque toujours le malade se trouve parfaitement bien au moment d'entrer dans le bain. La température de l'eau qui, pour un homme sain, serait trop élevée, est, pour le typhique, une température très agréable. Rarement le bain au début lui semble un peu chaud, mais jamais froid ; c'est seulement à la fin du bain, quant la température est à 31° et à 30°, que la fraîcheur commence à se faire assez sentir pour produire quelquefois un léger tremblement qui est du reste assez facilement supporté.

Au moment où l'on abaisse la température du bain, il n'éprouve pas, en général, de sensation désagréable de froid à cause du peu d'abaissement produit chaque fois. L'eau arrive ainsi à la température de 30° par refroidissement presque imperceptible et sans produire de secousse nerveuse ni de spasme vasculaire.

Les malades causent entre eux dans le bain et souvent entretiennent une conversation assez animée. Ils parlent avec intérêt de leur maladie, de leur température;

discutant même le nombre de dixièmes de degré qu'on aurait dû marquer sur leur feuille d'observation ; à les voir, on ne dirait pas que les baignoires contenaient autant de typhoïsants.

Le malade, aussitôt remis dans son lit, s'endort ; ce fait est presque constant. La *céphalalgie* et l'*insomnie* sont donc très diminuées par les bains ; dans la plupart des cas, en effet, elles sont complètement abolies de très bonne heure.

La modification des symptômes graves, tels que le *délire*, l'*ataxie*, la *carphologie*, etc., est des plus favorables. Le délire persiste rarement au delà du cinquième jour du traitement, et il n'apparaît presque jamais pendant le cours du traitement lorsqu'il a été absent dans les premiers jours de la maladie. Les phénomènes ataxiques sont notablement diminués par les bains.

Dans un cas grave caractérisé par un état cérébro-spinal particulier dans lequel le malade présentait des secousses musculaires presque tétaniques, trois ou quatre bains ont suffit pour faire disparaître ces phénomènes d'une façon définitive. (Communication due à M. Legendre, interne du service.)

Quant à la *prostration* et l'*aspect typhique* des malades, le mieux s'établit assez promptement. Après avoir pris quinze ou vingt bains, le patient peut changer de position dans son lit avec facilité. Le décubitus dorsal est rare pendant le traitement par les bains ; presque toujours le malade est couché sur le côté. Les traits du visage deviennent plus mobiles et expressifs, et l'intelligence s'exprime avec netteté et cohérence.

Les *accidents nerveux* produits pendant le bain ou pendant le cours du traitement sont extrêmement rares. Sur 103 observations représentant 4160 bains nous avons noté deux fois une attaque épileptique à la sortie du bain chez un sujet qui a eu l'épilepsie depuis son enfance; une fois une attaque syncopale épileptiforme à la fin du bain, et une fois du délire qui s'est manifesté la nuit pendant l'intervalle des bains, délire assez violent pour pousser le malheureux qui en était atteint à se jeter par la fenêtre du premier étage du pavillon. Ce malade avait antérieurement cherché à se suicider.

3° EFFETS SUR L'APPAREIL CIRCULATOIRE.

Cœur. — Cet organe bénéficie largement de l'emploi des bains. Le nombre des révolutions cardiaques est *constamment diminué*, et cette diminution est plus considérable chez les hommes que chez les femmes. Ainsi, chez les premiers, d'après nos observations, elle est de 15 par minute en moyenne, et de 42 maximum (de 126 à 84); chez les dernières, elle est de 10 en moyenne avec un maximum de 22.

Pouls. — A part la diminution dans le nombre des pulsations artérielles, les modifications imprimées au pouls radial ne sont pas toujours constantes. En général la résistance à la pression digitale augmente légèrement après chaque bain; mais si à la fin du bain le malade a eu une sensation désagréable de froid avec tremblement son pouls devient plus petit et plus serré.

Accidents. — Les hémorrhagies en constituent les seuls et l'on sait combien elles sont fréquentes dans la dothiénentérie traitée par quelque méthode que ce soit. Elles ont été attribuées à l'influence des bains, mais elles ne se produisent pas plus fréquemment dans la méthode qui nous occupe ici que par les méthodes ordinaires. Sur les 103 observations, l'épistaxis est indiquée 29 fois, dont 15 chez deux malades seulement, pendant les jours où les bains ont été pris ; l'hémorrhagie intestinale 2 fois (2 guérisons) ; l'hématémèse 1 fois ; la métrorrhagie 1 fois.

La phlegmatia alba dolens s'est déclarée chez une jeune femme chlorotique, dilatée de l'estomac, mais qui ne prenait qu'un ou deux bains par jour, et cela sans régularité.

4° Effets sur l'appareil respiratoire.

Le nombre des mouvements respiratoires par minute n'est pas toujours modifié dans le même sens. Chez les femmes la diminution a été constante, même chez une malade présentant des signes de congestion pulmonaire légère ; mais nos observations sont trop peu nombreuses pour permettre de juger cette question. Chez les hommes, la respiration a été le plus souvent accélérée pendant les premières cinq minutes après le bain, mais cette accélération a été très insignifiante, n'ayant pas dépassé 3 par minute.

D'habitude la dyspnée est rapidement diminuée, et les râles de congestion pulmonaire disparaissent. La *pneumonie* et la *bronchite*, malgré le fait que le malade reste la moitié ou le tiers de son temps sous l'eau, ne se déclarent presque jamais ; la première a été vue 2 fois (dont 1 mort) et la deuxième 1 fois. Un autre pneumonique traité par les bains a eu une pleurésie simple dont il a très bien guéri.

La *congestion pulmonaire* est survenue 5 fois d'une façon notable dans le cours du traitement réfrigérant, mais les bains ont été continués régulièrement quand même. Une fois elle a duré deux jours seulement, une autre fois elle s'est terminée par la mort, mais le malade est venu d'un autre service au dix-huitième jour de sa maladie, dans un état extrèmement grave ; il n'a été soumis aux bains que dans le service de M. Bouchard, où il succomba après trois jours de traitement hydrothéra-pique.

5° Effets sur l'appareil digestif.

Les effets sur les symptômes qui dépendent du canal alimentaire sont des plus heureux et des plus frappants. Après la prise de quelques bains, la sécheresse de la langue et de la bouche disparaît ; s'il y a eu des fuligi-nosités sur les dents ou les lèvres du malade à son entrée dans le service, on n'en retrouve plus deux ou trois jours plus tard. La *langue rôtie* devient humide, blan-châtre, puis rose, et les fissures qui sillonnaient sa sur-face s'étalent et s'effacent. La salive augmente de quan-tité et de fluidité et possède un goût plus rapproché de la normale.

L'appétit revient vite et se montre impérieux et insatiable. Nous avons vu des malades, qui au lit ne demandaient rien, réclamer à manger avec insistance pendant la plus grande partie de la durée du bain. Cet effet persiste, bien entendu, pendant l'intervalle des bai͏͏ ͏ais à un degré un peu moindre. La *soif* est diminuée et le besoin de boire, si pénible pour la plupart des typhiques, est calmé.

Quant à la diarrhée, nous ne pouvons pas affirmer une influence appréciable. Il est certain qu'elle n'est pas notablement augmentée.

Un ictère passager est survenu une fois pendant le traitement par les bains.

6° EFFETS SUR LA PEAU.

Il n'y a guère que des effets très favorables à signaler. Le tégument cutané perd sa sécheresse et son âpreté; l'épiderme reprend vite ses propriétés normales et redevient moins racorni et plus souple.

Un des résultats les plus frappants et en même temps les plus communs est la *coloration rose* des joues et des lèvres. C'est surtout chez les femmes qu'on l'observe à son plus grand développement, qui atteint quelquefois le degré qui se présente dans la santé la plus florissante.

La *vitalité* de la peau est conservée à peu près à l'état normal. On sait combien sont fréquentes les eschares sacrées et trochantériennes dans le typhus abdominal. Mais par l'usage des bains tièdes prolongés, elles sont d'une rareté extraordinaire, si bien que chez les 103

malades dont nous connaissons l'observation, cet accident ne s'est manifesté que 4 fois, quelque longue qu'ait
été la durée de la fièvre ; il n'était pas cause d'inquiétude,
sauf une fois, où une gangrène gazeuse de la région sa-
crée emporta la malade.

Dans le même nombre d'observations, nous trouvons
noté 1 fois un abcès au doigt, 2 fois seulement des abcès
aux fesses, 1 fois de l'ecthyma et 1 fois l'érythème à
cette région. Chez 4 malades, une petite éruption furon-
culeuse est signalée ; chez un autre, l'urticaire au deuxième
jour du traitement.

Chez un autre jeune malade, la fièvre typhoïde s'est
terminée par un érysipèle de la face, qui, à son tour, fut
suivi d'une lymphangite aux deux membres inférieurs.
Ces deux succédants de la maladie primitive furent également traités par les bains et le malade guérit.

7° Influence sur la durée de la maladie.

Tout d'abord, quelle est la durée de la fièvre typhoïde
en général? Personne ne peut répondre à cette question
d'une façon catégorique ; tout dépend des conditions du
milieu, de l'individu et du mode de traitement. Grisolle
indique une moyenne de quatorze jours pour les formes
bénignes et de vingt-huit à trente-deux jours pour les
formes un peu graves. Homolle (1) dit que la durée de
la fièvre typhoïde régulière varie entre trois et six se-
maines ; que la fièvre est de courte durée lorsqu'elle se

(1) Nouv. Dict. de méd. et de chir. prat., t. XXXVI, p. 740.

termine au vingtième jour; de durée moyenne lorsqu'elle n'excède pas vingt-huit ou trente jours; et qu'elle est longue si elle se prolonge à la sixième ou septième semaine. Le professeur Jaccoud admet un minimum de dix-huit à vingt jours et un maximum de quarante-deux à quarante-neuf jours, tout en établissant une durée courte, moyenne ou longue qui est représentée par le même nombre de jours indiqué plus haut.

Mais pour être plus exact et pour mieux juger de l'effet réel de la méthode que nous étudions au point de vue de la durée de la fièvre typhoïde, nous avons comparé les observations de toute une année de traitement par les bains avec les résultats obtenus par M. Bouchard pendant les années 1880, 1881, 1882 et 1883, avant qu'il n'eût institué le traitement balnéaire. Il y a beaucoup de points de contact entre le traitement employé pendant ces quatre années et celui de 1885; antisepsie intestinale, lavements phéniqués, même emploi du sulfate de quinine, et même régime alimentaire pendant les deux périodes.

Dans la période de quatre ans, 274 malades ont été traités et 233 guérisons ont été obtenues. Le tableau suivant indique le jour de la guérison pour chaque cas :

Dans			Dans			Dans		
2 cas le	9e	jour.	11 cas le	16e	jour.	14 cas le	23e	jour.
3 —	10e		15 —	17e		7 --	24e	
3 —	11e		18 —	18e		11 —	25e	
7 —	12e		11 —	19e		3 —	26e	
7 —	13e		8 —	20e		10 —	27e	
14 —	14e		17 —	21e		5 —	28e	
11 —	15e		10 —	22e		3 —	29e	

6 cas le 30e jour.		3 cas le 38e jour.		1 cas le 48e jour.	
3 —	31e	1 —	39e	1 —	49e
7 —	32e	1 —	40e	1 —	53e
3 —	33e				
2 —	34e	2 —	41e	1 —	57e
2 —	35e	1 —	42e	1 —	58e
1 —	36e	3 —	43e	1 —	62e
1 —	37e	2 —	45e	1 —	92e

La moyenne de durée pour les 233 guérisons est vingt-trois jours. Pour plus de la moitié, 55 %, des malades guéris, la maladie a duré vingt et un jours ou moins de vingt et un jours; pour près des trois quarts des malades guéris, 73 %, la maladie a duré vingt-cinq jours ou moins de vingt-cinq jours.

Voici un tableau semblable au précédent et qui indique la durée dans les cas de guérison par les bains :

Dans 2 cas, 9 jours.		Dans 2 cas, 19 jours.		Dans 1 cas, 29 jours.	
4 —	10	5 —	20	2 —	30
2 —	11	2 —	21	3 —	31
3 —	12	3 —	22	3 —	32
1 —	13	7 —	23	1 —	35
4 —	14	4 —	24	2 —	39
5 —	15	1 —	25	1 —	40
5 —	16	6 —	26	1 —	41
6 —	17	2 —	27	2 —	42
2 —	18	2 —	28	1 —	44

La moyenne de durée de ces 85 cas de guérison est vingt-deux jours; mais le tableau suivant, qui est un relevé de 44 cas traités par plus de quatre bains par jour, montre une durée moyenne de *dix-neuf* jours seulement :

Dans 2 cas, 9 jours. Dans 3 cas, 17 jours. Dans 1 cas, 28 jours.

4 — 10	2 — 18	1 — 29
2 — 11	2 — 19	2 — 31
3 — 12	3 — 20	1 — 32
1 — 13	1 — 22	1 — 35
2 — 14	1 — 23	1 — 40
4 — 15	1 — 24	1 — 42
3 — 16	2 — 26	

Nous voyons par ce tableau que 70,4 % des guérisons dans les cas traités par plus de quatre bains par jour guérissent avant le vingt et unième jour.

De tout ce qui précède, nous pouvons conclure légitimement que *les bains tièdes progressivement refroidis abrègent la durée de la fièvre typhoïde.*

8° INFLUENCE SUR LES RECHUTES.

Chez 236 malades non traités par les bains, il y a eu 50 rechutes (21,1 %) dont 3 mortelles.

100 observations de malades traités par les bains accusent 13 rechutes, dont 0 morts. La durée moyenne est de dix jours. De ces 13 rechutes, 8 furent traitées par les bains : durée moyenne dix jours; et 5 sans bains : durée moyenne onze jours.

69 autres observations de malades non traités par les bains accusent 13 rechutes (18,8 0/0), dont la durée moyenne aura été treize jours.

Chez 3 malades atteints de rechute de fièvre typhoïde, les bains avaient été continués pendant tout l'intervalle d'apyrexie; donc, ils ne préviennent pas les rechutes d'une façon absolue.

Il est évident de ce qui précède que *les bains tièdes progressivement refroidis diminuent la fréquence, la durée et la gravité des rechutes dans le typhus abdominal.*

0° INFLUENCE SUR LA MORTALITÉ.

Toujours rapprochant des observations prises autant que possible dans les mêmes conditions, nous avons à signaler 41 décès parmi les 274 malades traités sans bains pendant les années 1880, 1881, 1882 et 1883, ce qui donne une mortalité de 14,97 0/0, soit 15 0,0; dans 180 cas de fièvre typhoïde traités par les bains, il y a eu seulement 18 cas de morts, soit 10 0,0.

L'influence bienfaisante des bains ne semble pas contestable, mais en voici encore qui l'accuse davantage : sur 47 cas traités par moins de 4 bains par jour, il y a eu 6 cas mortels, soit 14,1 0,0; sur 123 cas traités par 4 bains ou plus de 4 bains par jour, il y a eu 12 morts, soit 9,7 0,0.

D'après ces chiffres, que nous avons mis grand soin à recueillir et que nous trouvons exacts, on est autorisé à dire que *les bains tièdes à température décroissante ont une influence des plus favorables sur la mortalité dans la fièvre typhoïde.*

10° INFLUENCE SUR LE PRONOSTIC.

Si les effets sur la température, sur les appareils circulatoire, respiratoire, digestif et nerveux, sont si excellents, si la durée de la maladie et des rechutes est dimi-

nuée, et si ces dernières sont moins fréquentes et moins
meurtrières par l'emploi des bains, si la marche de la
fièvre est utilement modifiée et surtout si la léthalité est
amoindrie, on a certainement le droit de conclure que
l'emploi régulier de bains tièdes à température décrois-
sante permet de formuler un pronostic plus favorable.

11° INFLUENCE SUR LE TRAITEMENT.

Cette influence est réelle si l'on emploie, à l'exemple
de M. Bouchard, d'autres agents thérapeutiques que les
bains seuls. Dans la plupart des cas, ces derniers suffi-
sent à empêcher la température centrale de s'élever jusqu'à la zone dangereuse et de s'y maintenir; il n'y a
donc pas lieu d'administrer les médicaments antither-
miques à l'intérieur, ou bien cette indication est rendue
beaucoup moins fréquente et moins urgente.

Les bains tièdes, tels qu'ils sont employés dans la
méthode que nous avons décrite, obvient naturellement
à l'usage des autres moyens de soustraction de chaleur
par application du froid à l'extérieur. Les lotions froides
ou vinaigrées, le drap mouillé, les compresses à l'eau
glacée, etc., ne trouvent pas leur emploi chez les malades
qui reçoivent huit bains par jour.

Puisque la durée de la maladie ainsi traitée est moins
longue que celle de la fièvre typhoïde en général, la durée du traitement aussi est diminuée. Enfin, ce traitement est facile et innocent, et peut être suivi dans la
pratique privée aussi bien qu'à l'hôpital, et cela pendant
l'absence du médecin.

CONCLUSIONS

1° La méthode réfrigérante que nous avons étudiée constitue une méthode nouvelle.

2º Elle est d'un emploi facile et dépourvue de dangers; emploi qui n'est pas désagréable, et en tout cas infiniment moins pénible au malade que les bains froids.

3º Elle ne comporte que des bains tièdes; néanmoins, elle produit la plupart des bons effets des bains froids sans en avoir les inconvénients.

4º Ses effets sur l'hyperthermie, sur les symptômes qui relèvent du système nerveux, de l'appareil circulatoire, de l'appareil respiratoire, de l'appareil digestif et de la peau, sont des plus favorables.

5º Son emploi régulier abrège la durée de la fièvre typhoïde et des rechutes, et diminue le nombre et la gravité de ces dernières; il abaisse notablement le chiffre de la mortalité, améliore le pronostic, et simplifie le traitement.

BIBLIOGRAPHIE.

En dehors des noms des auteurs et ouvrages cités dans la thèse, les suivants peuvent être utilement consultés.

FLOYER. — Inquiry into the right use of the hot, cold, and temperate Bath. Londres, 1697.

BROWNE. — Traité des cures faites par l'eau froide, 1720 (?).

GERHARDT. — Eau froide dans la fièvre typhoïde. Wiener med. Presse, 1860.

PREUSSE. — Berliner Klin. Wochenschrift, 1870.

ARNOULD. — Du traitement réfrigérant dans la fièvre typhoïde. Gaz. med. Paris, 1877, n° 13, p. 153-4.

FOMBARLET. — Usage de l'eau froide dans la fièvre typhoïde. Thèse de Paris, 1870.

V. ZIEMSSEN. — Pathologie und Therapie des Abdominal Typhus. Aerztl. Int. Blatt., Munich, 1878.

NEGRETTO. — Brevi cenni intorno allo curo perfrigerante della febbre tifoidea e storae cliniche di tre casi curati con un nuovo metodo. Ann. Univers. di med. et chirurg., Milano, 1882, CCLIX, p. 124-157.

DUMAS. — Sur la fièvre typhoïde traitée par l'hydrothérapie. Gaz. heb. des Sciences méd. de Montpellier, 1883. V. p. 133-137.

GLASER. — Zur hydriatisch Behandlung des Abdominal Typhus. Berl. Klin. Woch., 1883. V. XX, p. 207.

AFFLECK. — Antipyretic Treatment of typhoid Fever. Brit. med. journ., 1884, I, p. 915.

WEST. — Remarks on the Treatment of typhoid Fever by cold Baths. Med. Times and Gaz., Londres, 1884, I, p. 300.

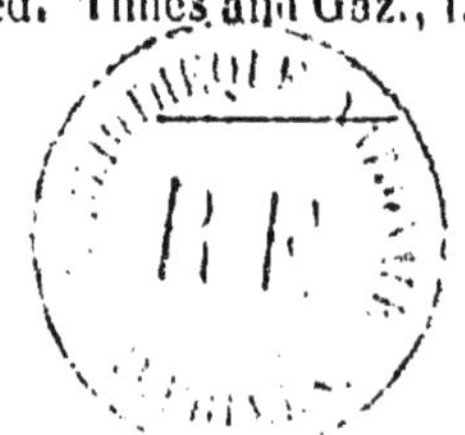

TABLE DES MATIÈRES

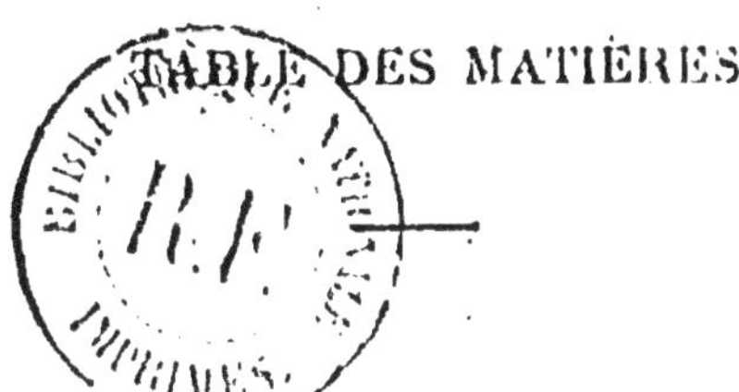

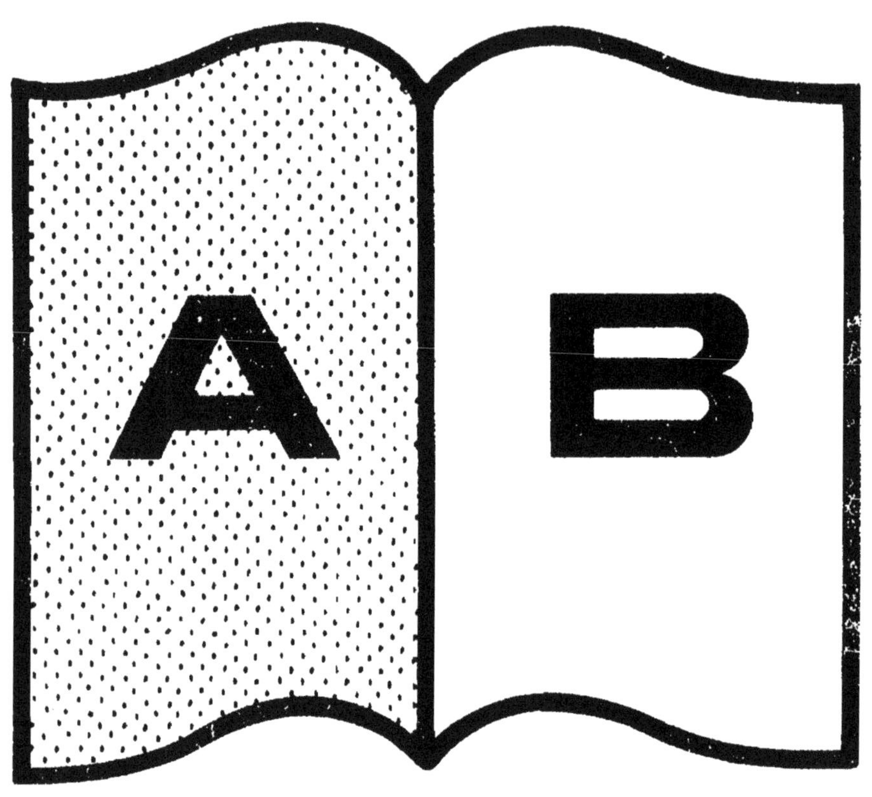

Contraste insuffisant

NF Z 43-120-14

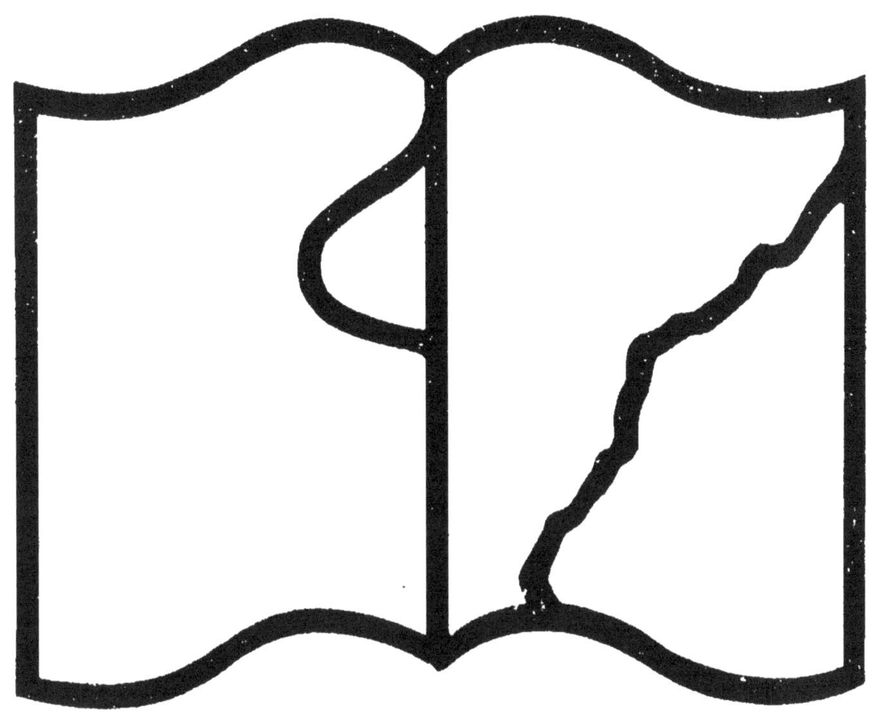

Texte détérioré — reliure défectueuse

NF Z 43-120-11